金方书院传承录书系

主编　傅延龄

傅选刘渡舟医案笺疏

3

傅延龄　编著

宋佳、张林、张强、
潘中艺、马浔、秦空　参编

中国中医药出版社
·北京·

图书在版编目（CIP）数据

傅选刘渡舟医案笺疏 . 3 / 傅延龄编著 . -- 北京：
中国中医药出版社 , 2024. 8. -- （金方书院传承录书系）.
ISBN 978-7-5132-8868-2

Ⅰ . R254.1

中国国家版本馆 CIP 数据核字第 2024RB9653 号

中国中医药出版社出版

北京经济技术开发区科创十三街 31 号院二区 8 号楼
邮政编码　100176
传真　010-64405721
河北省武强县画业有限责任公司印刷
各地新华书店经销

开本 710×1000　1/16　印张 12.25　字数 236 千字
2024 年 8 月第 1 版　2024 年 8 月第 1 次印刷
书号　ISBN 978 - 7 - 5132 - 8868 - 2

定价　51.00 元
网址　www.cptcm.com

服 务 热 线　010-64405510
购 书 热 线　010-89535836
维 权 打 假　010-64405753

微信服务号　zgzyycbs
微商城网址　https://kdt.im/LIdUGr
官 方 微 博　http://e.weibo.com/cptcm
天猫旗舰店网址　https://zgzyycbs.tmall.com

薛　序
——加强名师医案学习

　　加强名师医案学习是中医医生提升临床技能、提高临床疗效的捷径，这是我学医、从医、传医数十年的真切体会。中医之所以生生不息，代有发展，说到底，就是因为植根于临床疗效。

　　按照传统说法，中医临床疗效有三个层级，即上工十全九，中工十全六，下工十全三。我认为，若要真正领略上工级疗效的神韵，唯有临床跟诊，或阅读其临床诊疗真实病历。

　　学好名师学术有二途，一是临床侍诊，一是研读医案。侍诊时能目睹名师诊病处方过程，眼观、耳闻、手记，日积月累，由被动跟随到主动思考，一定会有大量收获。阅读与侍诊结合，养成理法方药一体的思维习惯，加深对疾病发生、发展规律的认识，真切感受"有病的人"与"人的病"的区别与联系，如此即可提升技能，提高疗效，获得由常达变、熟能生巧的认知与实践能力。

　　读医案一定要选择上乘医案！所谓上乘医案，我认为未经雕琢修饰，且有准确到位的按语的名师医案是上乘医案。医案的真实性最重要！名师医案如果被过度修饰、润色，不再是原貌，其价值即有所下降。如果没有按语，或者按语不能准确到位，不能反映名师思维，未得其要，其价值也未能得到提升。

　　说到这里，我回想起来38年前的一桩往事。

　　在杏园金方医院开诊前夕，我清楚地记得是1986年5月18日，那是一个星期日，我的师父祝谌予老师邀请刘渡舟、董德懋、李介鸣、赵绍琴、薛培基等著名中医前辈来顺义座谈，讨论金方医院、金方书院如何做好中医传承和发展。祝谌予老师毕生以继承发扬施今墨先生中西医汇融的革新理念为己任，遵行施今墨先生"编书、办医院、开学校"三位一体的复兴和发展中医主张，强调"盖编书为保存过去的经验，办医院为应用现在经验，开学校为推广未来经验"。在当天的讨论会上，祝谌予老师提出，金方两院应当秉持施今墨先生三位一体的主张，建议医院安排人员，把各位老先生诊治每一位患者的过程记录下来；医院要建门诊大病历；病案记录要反映医患交流对话顺序，可以不拘医学术语，但一定确保真实准确，以便日后整理研究。他的建议得到各位与会前辈的赞成。

为了落实那次座谈会精神，医院挑选出几名具有较好临床基础的青年医生担任老前辈的医助，侍诊抄方，写门诊大病历。我有幸被选为其中一员。在从1986年至1999年的13年时间里，一共有38位老前辈来院出诊，产生了14万份门诊大病历：这些资料堪称金方两院的镇院之宝。在此同时，金方两院还积累了各位老前辈数以千计的教学门诊录像、录音、讲稿和照片，这些资料成为金方两院中医传承的源头活水。

2016年8月17日举行的金方两院成立30周年庆典有幸邀请到了北京中医药大学傅延龄教授参会。我的师父祝谌予先生与傅延龄教授的师父刘渡舟先生是有着几十年交情的老朋友，两位先师友谊的基因让我与傅延龄教授一见如故。此后我俩经常聚谈，多次谈到金方两院发展问题。傅老师提议，金方书院一直是一个院内青年医生培养部门，30年来取得很好的成绩，积累了丰富的教学经验，形成了成熟的培养模式，应该让她敞开大门，面向社会，让院外青年医生也能入院学习，这样就可以培养更多优秀中医临床人才。

傅延龄老师是刘渡舟先生的博士研究生，也是他唯一通过国家计划培养的学术继承人，跟随刘老十数年，得先生口对口、面对面、手把手熏染传授。傅老师对刘老之言入于耳，藏于心，在耳濡目染中领悟刘老学术之三昧。他也是我国著名中医教育家和临床家，学验俱佳，人品至上，是我深为服膺的学术挚友。于是我请他参与金方两院工作。经我反复恳请，幸得他慨允出任金方书院院长，与我联手，让金方书院走出深闺，把金方两院的宝贵学术财富毫无保留地传给下一代，为培养青年中医高能临床人才献力赋能，传承中医，造福桑梓，以实现祝谌予、刘渡舟、薛培基等金方两院第一代先辈们的宏业伟愿。

我经常走进医院的病案室，查阅各位老前辈诊治的病案。每一次查阅，胸中都会涌起阵阵暖意，脑海里出现老先生们的音容面貌。一直以来，我都有一个心愿，要把这些病案整理出来，作为金方书院的学案，分享给金方学子，也分享给更多的中医学人。我把这一想法告诉傅老师，得到他的赞同。后来我俩决定，从整理祝谌予医案和刘渡舟医案开始，由傅老师整理刘渡舟医案，由我来整理祝谌予医案。我俩都认识到，一名临床医生，有和没有名师师承经历，其诊疗能力、其学术进阶的时间成本一定会有显著差异。所以我俩决定以金方两院第一代先辈的医案为金方书院学案，让金方弟子在学习过程中有如亲炙名师侍诊抄方的效果，从此形成金方书院的特色教学。

　　虎年暮春，傅老师开始整理刘老的医案，他把书名确定为《傅选刘渡舟医案笺疏》。正如他在自序中说的那样，刘老这部分医案的诊疗时间，恰与他跟刘老做师承的时间基本同期，所以他对医案里面的理法方药内容都十分熟悉，感到无比亲切。这部分医案正是刘老在 70～75 岁时的诊疗实案。这一时期，刘老的临床经验、医术与医道都臻于炉火纯青、至微至妙的巅峰阶段。刘老在这一时期曾说："我现在读书、看病、带徒，常有天马行空的自由，左右逢源的乐趣。"我在跟刘老侍诊抄方时，每每见到他临床怡然自得的神态。

　　傅老师说他撰写刘老医案有一个明确的思想，要尽量保持病历原貌，不增减，不改易，不修饰，努力让读者感觉到好像在刘老的诊室侍诊抄方。我认为这体现出傅老师"教是为了不教"的大教风范，也体现出金方书院"良方共享，良药共识，良医共进"的求实精神。

　　本套丛书堪称名医、名师、名家的继承发扬之作，我读之如沐春风，如归故境，如侍诊抄方，如听名师病案讨论课，喜不自禁，乃欣然写下上面的文字。

　　是为序。

杏园玉翁　薛钜夫
甲辰年夏至于金方书院

自 序

　　我出生于一个中医世家，自幼喜欢读书。近20年来，读书、看病是我的两大乐事。白天看病，夜晚读书，日复一日，乐在其中。看病最爱看的是疑难病，读书最爱读的当然是医药书，而其中又以医案为最。有些医家的医案，如宋代许叔微的医案，明代薛立斋的医案，清代吴鞠通的医案，近代曹颖甫的医案，我会不止一遍地读。近贤章太炎先生说："中医之成绩，医案最著。"我认为他的这句话很有道理。

　　博士毕业两年以后的1990年，我成为刘渡舟老师的学术继承人。曾经他是我的博士研究生导师，我是他的研究生；这时他又是我的师父，我又是他的徒弟。在接下来的4年时间里，我除了参与大学教学以外，主要任务就是师承学习，而学习的主要形式就是跟诊抄方。读研与师承不一样：读研的主要任务是完成学位课程与学位课题，追求创新；师承的主要任务是学师父的临床技能及相关学术，重在继承。我体会到3年读博是我的一次专业进阶，而4年师承是我在专业历程上的一次重要转折。师承以后，我的专业兴趣、思想观念和认识方法都发生了很大改变，这对我后来治学有很大影响。另外，4年师承也是我人生道路上的一次重要转折。师承以后，我只想能像师父那样，做一名好医生，"上以疗君亲之疾，下以救贫贱之厄，中以保身长全，以养其生"，舍此以外，别无长求。

　　在近4年的师承时间里，我跟着师父看了大量的各种各样的病例，积累下大量的纸质处方。我把处方装在一个小纸箱里，时不时地拿出来，按病和症、按患者整理一番。整理医案，写跟诊笔记，这也是管理部门对各位继承人的要求。当时我就有一种想法，等到出师以后，有了时间，也有了能力，要编写并出版一本师父的医案。可是很不幸的是，在2000年秋天由大学校园搬家到马甸的过程中，那箱处方，还有几本相关图书，连同几本跟诊笔记，竟然不知去向。我焦急地在新屋里翻腾，返回旧房子去查看，一无所获。为此我在很长一段时间里悻悻不乐，每每想起都深感痛惜。这丢失的不只是珍贵资料，也破灭了我的一个心愿！

　　去年初春的一天，书院一位员工给我办公室搬来4箱资料，说是薛院长安排给我送过来的。我正诧异，薛兄跟着走了进来。薛兄说：傅老师，您不是要撰写刘老医案吗？您可以用这些病历啊！原来那满满的 4 箱资料，是刘老于1986～1991 年在薛兄的医院出诊时的全部纸质病历。我明白了。我经常与薛兄聊天，这几年来，在大多数的日子里，我俩都是共进午餐；我俩总是一面用餐，一面交谈。应该是在某一次，我给薛兄讲过弄丢刘老处方、不能整理刘老医案的遗憾。说者无心，听者有意，于是就有了那天薛兄派人送资料上门。

行文至此，我要特别表达我对薛兄深深的敬意和谢忱！

当天下班以后，我没有离开办公室，我花了很长时间翻看那些病历。其中相当一大部分处方是薛兄抄的，那时薛兄一有空便去跟刘老抄方。有一部分处方是宝华大姐的手迹，宝华大姐是刘老的大女儿。还有一些处方是刘老亲笔书写的。我于 1986 年初开始做刘老的博士研究生，到 1990 年又开始跟他做继承；我跟刘老学习的时间，与这些处方的时间基本上是同一个时期的。所以虽然时隔 30 多年，我对病历中那些处方的内容十分熟悉，看起来十分亲切：小柴胡汤、苓桂术甘汤、越鞠丸、平胃散、泻心汤、甘露消毒丹、当归拈痛汤、加减木防己汤……病历上的很多处方都是刘老喜欢用的、常用的药方。这些药方后来也一直是我临床最喜欢用、最常用的药方。

在接下来的几天里，我反复思考如何整理并撰写刘老医案。这几年我主要在金方书院做中医教学与传承，我时常考虑的一个问题是如何教好，如何让学生学好。很多人都说，学中医的最有效途径就是跟师抄方。择一良师，用几年的时间扎扎实实地跟诊抄方，必定有成。可是并非所有人都重视抄方，而大多数人也没有机会跟名师抄方。

曾经有两名外地医生利用我的关系，到北京来跟刘老抄方过一段时间。其中一名医生回乡工作两年后，一次专程来北京看我。我俩一面小酌一面聊，聊了很多。他说他很感谢我：那么多的人想跟刘老抄方，因为有我帮助，他才获得了机会。他说跟刘老抄方以后，他的疗效提升了很多，业务进步很大。他带回去厚厚的两个抄本，在临床遇到难治病例时，常常就从两个抄本上查找办法，刘老的那些方法常常很管用。不过他也说他自己的学识有限，只知道照猫画虎，虽然用起来有效，但是常常不明白其中的道理。想起来他的那些话，再思考如何整理并撰写刘老医案，我立刻就有了思路。

整理并撰写刘老医案的目的是什么？是为了传播刘老的学术，为了中医传承，要让那些没有机会跟刘老学的人，通过本套丛书就能学刘老的学术。所以我整理编写刘老医案，应该做到这样两点：第一是呈现过程，第二是增加解说。所谓呈现过程，就是把刘老的诊治过程通过文字呈现出来，让读者在读刘老医案时，就好像在刘老的诊室跟诊抄方一样，有亲历其境的感受。所谓增加解说，就是为刘老对每一个病例的诊疗过程进行解说。一个病例，他是如何进行四诊的？他辨证的依据是什么？他拟定的是什么治法，用的是什么药方？他进行药味加减的道理是什么？我曾跟刘老抄方7年，仔细读过他的书，全面总结过他的学术，后来又独立做了30年临床，所以我能够也应该担任讲解。当读者感觉像在刘老诊室跟诊，同时还能听到一个声音在旁边解说，他们的收获应该会更多。

对医案的解说多被称为"按语"。我读过《临证指南医案》《吴鞠通医案》《名医类案》与《续名医类案》等，这些医案都没有按语，读起来总感觉缺一点什么。许叔微的《伤寒九十论》里有他的一些医案，他自述自按，对读者理解医案大有帮助。柳宝诒的《增评柳选四家医案》，余东扶的《古今医案按》，何廉臣的《全国名医医案类编》等都有按语，而且其按语既有讲解也有评说，给读者很好的引导、指点与启发。

为了突出"解说"的特点，我想用"刘渡舟医案解说"作为书名。不过我更喜欢"笺疏"一词，于是我用"笺疏"替换了"解说"。"笺"字是从李培生教授《柯氏伤寒论翼笺正》借来的，他是我的硕士研究生导师。笺也是注解的意思。疏指比"注"更进一步的注解。我对刘老的每一则医案都琢磨再三，来回注解，不厌其详，不厌其细，力求圆通，用这个"疏"字是比较恰当的。

祝谌予先生著有《祝选施今墨医案》，该书是金方书院的推荐必读图书。金方书院在学术上具有一个根基，两条主线。一个根基是华北国医学院学术，两条主线是施今墨、祝谌予学术与刘渡舟学术。医案是医家学术的最好体现。薛兄和我都认为应该让金方书院的学员读祝谌予医案，读刘渡舟医案。祝谌予老师是薛兄的师父，薛兄即将整理编撰祝谌予医案，也将采用《薛选祝谌予医案》的书名。有鉴于此，我遂决定在书名上再增加"傅选"二字，采用《傅选刘渡舟医案笺疏》的书名。

在此我要特别感谢我的学生宋佳、张林、张强、潘中艺、马浔和秦空，辛苦他们6位花费大量时间将病历文字录为电子文档。

是为序。

杏园菊翁　傅延龄
甲辰夏于金方书院

丛书整理编著说明

一、关于病例选择

本套丛书全部医案皆从刘渡舟老师 1986～1991 年在北京杏园金方国医医院诊治的病历中选择，共 505 则，为了能够全面、客观反映刘老在那一时期看诊的真实临床情况，反映其诊治习惯和规律，疗效显著的医案、无疗效记录的医案，以及疗效不显的病案皆有选取。

本套丛书在病种上不做特别选择，其中肝病、咳喘、肢体疼痛、心病及消化系统病证的医案较多，发热医案很少，以便秘为主诉的医案很少。

绝大多数病历都是由医助记录，其中也有少数脉案是由刘老亲笔书写。

二、关于内容划分

本套丛书按各病例的主要病患划分小节，并以该病证名称为标题，如头痛、心悸、纳差等。

然而有许多病例的病证是复杂的，有两种或多种主要病证，难以分别其主次，很难划入某一个小节。对于这种情况，本套丛书即依据病历中写明的治法或所用处方，确定刘老按何病治疗，并划入相应的小节。如有一例"腰腹疼痛，大便黏腻，脘痞，里急后重，便下赤白，脉弦"，处方以古治利名方大归芍汤为基本方，作腹泻治之，本套丛书则编入"腹泻"小节。又如有一例中年女性"心悸，胸闷，近咳喘，大便尚调，口干，某院诊断为冠心病，脉浮弦"，处方以桑杏汤合黛蛤散为基本方，作咳喘治之，本套丛书则将其编入"咳喘"一节。

有些病例的主要病患不是一个病证，而是密切相关的两个病证，如咳嗽和哮喘见于同一个病例，划入咳嗽或划入哮喘都不合适，于是本套丛书采用合二为一的处理办法，立"咳喘"一节，将既咳且喘的医案，以及但见咳嗽，或但见哮喘的医案全部划入该节。又如眩晕和昏冒见于同一个病例，划入眩晕或划入昏冒都不合适，于是也合而为一，取《金匮要略》的名称，立"眩冒"一节，将既见眩晕也见昏冒，以及但见眩晕或但见昏冒的医案全部划入该节。此外"噫哕"一节也属于这种处理。

有一些病例，其主要病患发生在身体的同一个部位或同一个器官，且该部位或该器官有不止一种病证，如耳鸣、耳聋等。考虑到这类病例的总数不多，如果细分之便会显得很零碎，于是本套丛书将这类医案合并为一节，以该部位或该器官名为小节的名称，如"耳鼻""咽喉""胁肋"。

本套丛书对身体疼痛一类病证的划分，考虑身体这个词指头颅和内脏以外的体表组织，包括腰胯、肩背、四肢及手足，所以把以这些部位疼痛的病例全部划入"身体疼痛"。由于胁肋这个部位常被赋予肝胆病变的属性，具有较强的特殊性，所以本套丛书仍然别立"胁肋"一节。

对于难以按照传统病证划分的病历，本套丛书径直采用西医疾病名称进行分节，如"心脏病""肝炎""肝硬化"等。

三、关于文字处理

为了尽最大可能还原刘老当年门诊的基本状况，本套丛书对原始病历里面的文字，除了对其中存在的少数错别字进行改正，将用于计数的汉字改为阿拉伯数字，如将"六付"改为"6剂"等，此外一概不做修改。

为了客观呈现刘老当时的检查和思维顺序，本套丛书对原始病历中的病情记述也不做改动，如有的病历先记主诉及相关症状，后记舌脉；有的病历先记脉象，后写主诉及相关症状。凡此种种，本套丛书皆一任其旧，不搞规范化处理。本套丛书不是中医医案书写规范示范。

本套丛书对处方中的药名顺序也不改动，即使原貌显得"无条理""无逻辑"。

原始病历处方中常有不规范药名，如云苓、土元、元胡、大金钱草、四川大金钱草等，考虑到都是大家熟悉的常用别名，本套丛书亦不做修改。如此处理，处方显得生动且真实；虽然我提倡中医师在临床处方时应该采用规范的中药名称。

本套丛书处方几乎全部为汤剂，多数为日服1剂，少数注明为"间日1剂"。至于日服次数、单次服量方面的说明，原始病历皆无记录。

四、关于笺疏

"临床首在识证。"识证指辨识病证，识证即已明理。故本套丛书笺疏的首要任务是分析病情，指点每一病例及每一诊次的辨证结果和辨证依据，追溯其辨证过程，分析病机。中医临床诊疗过程的 4 个基本环节是理法方药。理指的就是病机。辨证明确之后，相应的治法便不难理解。接下来的任务是方药。一个治法，常常可以采用不同的处方去落实，而不同的医生有不同的经验，有他所习惯应用，且往往也是他擅长应用的方药。所以本套丛书亦把对方药的笺疏作为重点，所用何方，所合何方，何以加减，解释不厌其细，不厌其繁，且间有发挥。

笺疏为本套丛书的一大特点，亦为笔者最着力部分。

五、关于附篇

附篇《刘渡舟教授学术思想及临床经验选要》是我在第一届全国名老中医药专家学术经验继承工作中，作为刘渡舟老师的学术继承人，于 1994 年完成 3 年师承学习时向北京中医药大学上交的跟师总结报告。我认为这篇长文对于读懂刘老医案，理解刘老的学术思想，学习他的临床经验是很有帮助的。于是我对这篇文章进行了个别的文字修改之后，将它附于《傅选刘渡舟医案笺疏 3》书末。我们也可以把这篇文章视为本套丛书的一篇总结。

目 录

腹　胀

杨某，女，66岁，住顺义。1989年4月3日，初诊：

溲少而黄，口干而苦，脘腹作胀。舌红，脉弦滑。

龙胆泻肝汤7剂。

【笺疏】本案病例肝经湿热特征很明确。肝经湿热导致腹胀的机制有二：其一为肝郁气滞，并继发胃肠气壅。其二，湿阻气机，古语所谓"湿令人中满"是也。故处方用龙胆泻肝汤清利肝经湿热。病历如此书写，医助在写处方时，具体详细地书写每一味药物及其用量。

赵某，女，55岁。首都机场员工。1989年5月8日，初诊：

腹胀，尿频量少，下肢肿，舌胖、苔薄腻，脉沉。

五苓散加大腹皮10g、冬瓜皮30g、桑皮10g、厚朴15g。

12剂。

1989年6月14日，二诊：

生黄芪30g	党参30g	五味子30g	丹参90g
酒大黄30g	椒目30g	葶苈子30g	云苓30g
大腹皮30g	坤草90g	生薏仁30g	首乌30g
防己30g	当归50g	厚朴30g	

上料共研细末，炼蜜为丸，早、午、晚各服5g。

【笺疏】腹胀、尿频量少、下肢肿、舌胖、脉沉，如此脉症清晰地显示水气为患；无论属于寒还是属于热，都应该以利水为先。水气去则寒热无所依附，亦可能随之而散。故处方用五苓散加大腹皮、冬瓜皮、桑皮、厚朴，可以视为合用五皮饮而略加化裁。未用陈皮、生姜皮，而加冬瓜皮利水消肿，加厚朴温中行气除满。12剂之后二诊时，估计肿胀已经减轻，故改用丸剂益气扶正，利尿消肿，缓缓图之。

二诊处方有4个方面的特点：其一是用经方己椒苈黄丸，并以葶苈子相配伍，以泄水气。其二是重用丹参、益母草、当归，以活血通络，利水消肿。其三是用黄芪、党参益气健脾，祛湿利水。其四是采用丸剂，缓缓图之；不欲速，欲速则不达。处方仍用厚朴温中行气除满，用茯苓、薏苡仁、大腹皮利水，此理所当然。至于五味子、首乌之用，主要是为了滋阴养血，其思路是利水之药有伤阴之虞，故先设滋阴养血药以护之。

于某，男，29 岁，顺义啤酒厂员工，1988 年 7 月 11 日，初诊：

腹胀，乳糜尿 1 年余，加重 20 天。1 年来经常腹胀，小便浑浊，如米泔水样。大便干。脉弦，苔黄腻。

柴胡 12g	黄芩 10g	白芍 10g	枳实 10g
大黄 3g	草薢 10g	土茯苓 15g	泽泻 15g
萹蓄 10g	瞿麦 12g	木通 10g	半枝莲 15g
蛇舌草 12g	茵陈 12g	青陈皮各 10g	

7 剂，水煎服。

【笺疏】乳糜尿出现的机制是从肠道吸收的乳糜液，在脂肪皂化后不循正常淋巴道进入血液，逆流至泌尿系统淋巴管，泌尿系统淋巴管内压力增高、曲张、破裂，乳糜液进入尿液，使尿色呈乳白色。中医视乳糜尿为湿热下注，宜用清热利尿方法治之。草薢分清饮是治疗乳糜尿的常用成方。腹胀，大便干，脉弦，苔黄腻，此肠道壅实之象，故治宜分消走泄，处方既用大柴胡汤疏通少阳阳明，从肠道的源头治此乳糜尿，又用草薢、土茯苓、泽泻、萹蓄、瞿麦、木通、茵陈通利水道，使湿浊之邪从水道排出。更加半枝莲、白花蛇舌草清热解毒，加青陈皮疏畅气机。从乳糜尿形成的病理机制可见，既利水道，又利谷道，前后分消，这样的治疗是合理的，必要的，这样的治疗思路是完全正确的。

孙某，男，23 岁。1988 年 7 月 11 日，初诊：

胁、脘胀满，周身乏力二月余。脉无力，苔白。

太子参 15g	炙甘草 9g	黄芪 10g	当归 10g
麦门冬 15g	五味子 6g	青陈皮各 6g	神曲 10g
葛根 10g	苍白术各 10g	泽泻 12g	升麻 2g
大枣 5 枚	生姜 3 片		

7 剂，水煎服。

【笺疏】胁、脘胀满，周身乏力，脉无力，苔白，时在夏日，很明显的气虚兼湿之证。湿胜则濡满；腹满亦可能引起胁胀。时在夏日，即使其病并非暑热导致，也可以用东垣清暑益气汤治之。用太子参而不用人参或党参者，虑人参或党参增气而生热也；太子参之性比较温和。去黄柏者，以苔白脉无力也。用姜、枣者，姜枣善于健脾补中而增气力也。

张某，女，50岁。1987年10月26日，初诊：

脘腹胀满，右侧鼻旁痒痛。

| 葛根12g | 桂枝10g | 白芍10g | 炙草6g |
| 生姜10g | 大枣7枚 | 麻黄3g | |

4剂，水煎服。

【笺疏】脘腹为阳明胃肠的部位。所以脘腹胀满的最一般病机是胃肠气滞。胃肠以通为顺，以降为顺。胃肠之气不顺畅又是胃肠胀满的最一般原因。足阳明胃经起于鼻之交頞中，下循鼻外；鼻头对应脾胃。故鼻旁痒痛也可能属于阳明胃肠的病证，大概率是由外邪郁结于鼻旁皮肤所致。阳明腑在身体之里，阳明经在身体之表。故处方用《伤寒论》治阳明表证症状的葛根汤，以发散在阳明经表的邪气。葛根乃阳明胃肠药。葛根汤包含桂枝加芍药汤；桂枝加芍药汤的主治症就是腹胀满。《伤寒论》第279条："本太阳病，医反下之，因而腹满时痛者，桂枝加芍药汤主之。"本案处方白芍的用量虽然没有加重，但芍药疏通胃肠而治腹胀满疼痛的功能是存在的。

高某，女，36岁。住顺义沿河乡。1987年8月24日，初诊：

自五一节以来腹胀、气短、胸闷痛，恶心，头晕，大便尚调，纳谷不香，白带多，月经不调。脉沉，苔白。

苍术10g	厚朴12g	香附10g	郁金10g
陈皮10g	柴胡12g	黄芩6g	半夏12g
生姜12g	党参6g	炙草6g	

6剂。

1987年9月2日，二诊：

气短好转，便调，仍有头晕，胸痛，脉沉。

柴胡12g	黄芩6g	半夏12g	生姜10g
炙草6g	党参6g	糖瓜蒌30g	黄连4g
厚朴12g			

12 剂。

【笺疏】腹胀，恶心，纳谷不香，这些主要是胃肠病证。由于喜呕、不欲饮食、胸闷也是少阳病主症，故本案病证也可能是由于少阳之邪横逆犯胃所致。再依据白带多、舌苔白，可知其主要病因为湿邪。少阳病宜用小柴胡汤，胃腑湿盛宜用平胃散，故处方用经典名方柴平煎为基本方，去大枣之甘壅。另加师父喜欢用的对药香附、郁金，以疏畅肝胆胃肠之气，活血通络止痛。二诊时腹胀、气短好转，仍有头晕、胸痛，判断兼有痰热互结病机，故转方用柴陷汤，即小柴胡汤合小陷胸汤。另加厚朴，以疏泄少阳，化痰散结，宽胸理气。小柴胡汤合小陷胸汤为师父临床常用，他称之为"柴陷合方"。

范某，男，36 岁。1988 年 2 月 29 日，初诊：

腹胀，呃逆，咽堵不适，肝区痛，尿黄，便时溏，脉弦。有慢性肝病史，近期未做化验检查。

苍术 10g	厚朴 12g	陈皮 10g	茵陈 15g
柴胡 12g	黄芩 10g	半夏 10g	生姜 10g
土茯苓 10g	凤尾草 12g	草河车 12g	香附 10g
川楝 10g	姜黄 10g		

7 剂。

1988 年 3 月 7 日，二诊：

腹胀，便溏。

柴胡 12g	黄芩 10g	黄连 10g	茵陈 10g
芦根 12g	凤尾草 10g	栀子 10g	大腹皮 10g
冬瓜皮 30g	枳壳 10g	滑石 10g	寒水石 10g
生石膏 10g	双花 10g	竹叶 12g	

8 剂。

1988 年 3 月 14 日，三诊：

服药后舌苔已退。腹胀，肝功正常，便溏，咽干。

柴胡 12g	黄芩 9g	桂枝 10g	干姜 10g
炙草 10g	花粉 12g	牡蛎 30g	

7 剂。

【笺疏】本案病例有慢性肝病历史，以腹胀为主诉。由于肝主疏泄，疏泄不及可以导致腹胀。再结合肝区疼痛、脉弦来看，其腹胀当由肝失疏泄所致。呃逆、咽中阻塞不适感，此肝胃不和、肝胃气逆也。尿黄、便溏，说明存在湿热。笔者认为本病例同时还存在舌红、苔腻的可能性较大，此从第三诊病历记录亦可看出。故处方用柴平煎去参、草、枣，加香附、川楝子、姜黄疏肝行气，活血止痛。师父临床多用片姜黄，比较少用姜黄。片姜黄与姜黄是不同的两种药物，它们的性味归经、功效主治大同小异。片姜黄是温郁金的根茎，而姜黄是姜黄的根茎，二者都具有破血行气、活血止痛、祛风除湿的作用。但是片姜黄祛风除湿、活络止痛的作用比较好，主要用于治疗风湿痹痛，尤其是发生于上肢的风湿病痛，比如肩周炎、颈椎病等。而姜黄破血行气、活血止痛的作用较长。

二诊时腹胀、便溏突出，这说明湿气较重，故处方重点祛湿，加黄连清热燥湿。三诊转方用柴胡桂枝干姜汤原方药味，可能肝胆热象仍在，又出现一些脾寒现象。

王某，女，34岁。1988年12月1日，初诊：

腹胀，食后尤甚。肠鸣欲呕，大便1日三四次，不成形，渴饮，日饮3瓶。脉弦，按之无力，舌苔薄白。

云苓 30g	猪苓 15g	生姜 15g	半夏 12g
黄连 10g	干姜 7g	党参 9g	炙草 9g
黄芩 6g	厚朴 9g		

6剂。

1988年12月8日，二诊：

服药后饮水减少，心胸舒适。

| 桂枝 9g | 云茯苓 30g | 生姜 12g | 白术 10g |
| 泽泻 14g | 猪苓 15g | | |

6剂。

【笺疏】腹胀的原因较多，病机也比较复杂。气滞、湿阻、痰饮、宿食、热壅、寒凝、脾虚等都可以引起腹胀。本案病例腹胀、食后尤甚，伴有肠鸣、欲呕、大便1日三四次且不成形，像似脾虚。脉弦，按之无力，舌苔薄白，进一步提示太阴脾寒，所谓"脏寒生满病"是也。病证符合《伤寒论》太阴病表现特征，似乎可以用理中汤。口渴甚，可以按照理中汤的加减法，加重人参用量。然本案处方却是以生姜泻心汤为基本方，所以笔者认为病历没有反映师父诊断胃肠内热的依据。因为腹胀满突出，所以去大枣之甘壅。由于有水饮，故加茯苓、猪苓利水。由于腹胀满，故加厚朴宽中除满。

需要提出来讨论的是，生姜泻心汤的主治证是水饮食滞痞，症见心下痞满、呕吐、干噫食臭、肠鸣、下利。本病例腹胀满与心下痞近似，所以基本符合生姜泻心汤证的主症。按照师父抓主症的方法，完全可以考虑用生姜泻心汤。五苓散证为蓄水证，渴饮、下利是其主症，所以处方加茯苓、猪苓也符合经典之意。不过生姜泻心汤证的病机包括寒热错杂，本案记载的脉症不见明显的热象，所以我推测本病例当另见热象，只是病历文字没有反映。不然处方不会用黄芩、黄连，而且黄连的用量还较大。

服药后见效，饮水减少，心胸舒适。热去气舒，转方用五苓散化气行水，另加生姜散水和胃，散寒除满。

万某，男，38岁。1986年12月8日，初诊：

腹胀年余，食后加重，畏凉食，大便尚可，溲多，舌尖红、苔白，脉弦，心下痞，口渴能饮，小便有时不利，水痞证也。

桂枝 10g	茯苓 30g	白术 10g	泽泻 12g
猪苓 20g	生姜 15g	半夏 12g	厚朴 10g

6剂。

【笺疏】心下痞，口渴能饮，小便不利，此《伤寒论》所论五苓散证的主症。五苓散证的心下痞被称为"水痞"。《伤寒论》第156条："本以下之，故心下痞，与泻心汤，痞不解，其人渴而口燥，烦，小便不利者，五苓散主之。"病历文字中的"小便多"不是尿量多，而是排尿频次多，此由处方重用茯苓30g、猪苓20g即可得知。五苓散证的基本病机是气化不利，水饮内蓄。在这种病机的基础上也可能产生腹胀满症状。临床上也常常心下痞与腹胀满并见，称为脘腹胀满。然本案病例毕竟以腹胀满为主诉，说明腹部气滞也是一个重点，故处方用五苓散合厚姜半甘参汤治之。以腹胀满、小便不利，故去参、草之甘壅甘补。

腹　痛

刘某，男，53岁，住密云。1989年6月27日，初诊：

腹痛，便下脓血，里急后重，周身疼痛月余。多汗，口渴思饮，面色黄。小溲正常。脉浮弦，苔白微腻。肺癌。证属湿温。

生石膏 30g	知母 10g	粳米 15g	炙草 6g
苍术 12g			

6剂。水煎服。

【笺疏】处方为白虎加苍术汤。本案病例就诊时节是夏季；夏日暑湿伤于胃肠，故症见腹痛，便下脓血且里急后重，口渴，多汗。此证属湿温，病在阳明。阳明主肌肉，伤于暑湿，故也可见周身疼痛。故用白虎加苍术汤，以清除阳明胃肠湿热，发散肌肉湿热。按照民国名医张锡纯的观点，石膏为辛寒之物，具发散之力。

周某，男，32岁。1987年3月9日，初诊：

昨日左侧少腹痛，左侧腰痛，胸脘堵满，二便调。西诊：左肾结石。脉沉滑。

大金钱草 30g	虎杖 15g	土茯苓 15g	茵陈 15g
海金沙 10g^{包煎}	滑石 12g	桂枝 9g	

6剂。

【笺疏】本案病例既往有左肾结石，昨起下腹部疼痛，伴随腰痛，其脉沉滑。脉沉滑者，实也。结合肾结石的西医诊断，可判断其腹痛由肾结石所致。故处方用金钱草、海金沙、虎杖等清利湿热，排石止痛。大金钱草、海金沙是师父常用于治疗结石，包括胆道结石和泌尿系结石的一组对药。处方用桂枝者，以桂枝有止腹痛、利尿功能。

宋某，女，27岁。1987年8月31日，初诊：

1 个月来少腹坠痛，腰痛，月经尚调，纳呆，白带多。

白术 30g	茯苓 30g	泽泻 12g	炒杜仲 10g
当归 12g	白芍 20g	川芎 10g	补骨脂 10g
党参 10g	黄芪 10g		

6 剂。

【笺疏】本案病例的主诉为小腹部坠痛、腰痛。小腹部病证主要可从大便、小便及妇科 3 个方面做进一步考察。无二便异常，却见白带量多，说明属于妇科疾病。妇科病多关乎血，带下量多为湿盛。妇科病腹痛宜用四物汤治血；而治湿不利小便非其治也。故处方用师父喜欢用的《金匮要略》当归芍药散，以理血除湿。重用白术、茯苓者，以其人带下量多，需要重点治其水湿。加杜仲、补骨脂补肾固塞，以治主水之脏。主水之脏者，肾也。加党参、黄芪健脾益气，以治生湿之源。生湿之源者，脾胃也。

刘某，男，24 岁。住傣伯。1989 年 2 月 23 日，初诊：

右侧少腹隐痛年余，西诊"泌尿系结石"，腰酸乏力，余无不适。舌红苔黄，脉弦。

柴胡 12g	黄芩 9g	丹皮 12g	桃仁 12g
冬瓜仁 30g	鱼腥草 10g	虎杖 12g	金钱草 15g
大黄 3g	枳实 10g		

4 剂。

1989 年 2 月 28 日，二诊：

大便已调，余症同前。

大黄 4g	丹皮 12g	冬瓜仁 30g	桃仁 15g
赤芍 15g	败酱草 10g	双花 12g	

4 剂。

【笺疏】右侧小腹部疼痛年余，由于已知存在"泌尿系结石"，故可判断其小腹部疼痛最大可能是由泌尿系结石引起。舌红、苔黄反映里热。脉弦主痛。由此可见其病属于水道湿热凝结。故处方用虎杖、金钱草、鱼腥草清热利湿，疏通水道，合大黄牡丹皮汤去芒硝以决渎下焦。其实我认为大黄牡丹皮汤中的芒硝似可以不去。小腹部为肝经所主，故仍用柴、芩疏泄肝气，清泄湿热。

师父在此处之所以用《金匮要略》治疗肠痈的大黄牡丹皮汤，我以为他一则考虑到本案右侧下腹部疼痛虽然最大可能是由泌尿系结石导致，但是也不能完全排除慢性阑尾炎的可能；阑尾炎属于肠痈。二则他考虑到大黄牡丹皮汤其实也有清利湿热、疏通水道的功能，故亦可以用该方治疗泌尿系结石。

二诊病历有服药后"大便已调"的记载，说明初诊时存在大便难或不大便的病情，由此也看得出应用大黄牡丹皮汤的逻辑。二诊处方仍用大黄牡丹皮汤去芒硝，加赤芍、败酱草、金银花清热解毒，活血消痈。败酱草应该是借自《金匮要略》治疗肠痈的另一张药方薏苡附子败酱散。由此看来，似乎师父更倾向于诊断本案病例为肠痈。

　　韩某，男，成年。1988 年 2 月 1 日，初诊：
　　1 年多来脐周胀痛，大便稀，日四五行，有时带有脓液，色黄。

木香 10g	黄连 10g	干姜 10g	炙草 10g
白术 10g	党参 10g	当归 6g	白芍 6g
沉香粉 2g [冲服]	草蔻 9g		

　　7 剂。
　　1988 年 2 月 8 日，二诊：
　　腹痛减轻，矢气多。大便较前转好，脉弦。

党参 10g	白术 10g	干姜 10g	炙甘草 10g
黄连 10g	木香 6g		

　　12 剂。

【笺疏】脐周为大腹，属于脾胃所主的部位。大便稀溏，日四五行，时带黄色脓液及血，显然病在肠道。黄色者，热也。然处方中用理中汤，则本案病例一定有太阴脾家寒湿的外象，属于寒热错杂、寒多热少之证。故处方用连理汤合香连丸温中散寒，清热除湿，理气消胀。另用芍药甘草汤缓急止痛。由于腹泻日四五次，故仅用小量白芍。

《伤寒论》第 280 条说："太阴为病，脉弱，其人续自便利，设当行大黄芍药者，宜减之。以其人胃气弱，易动故也。"由于有脓血，故另加当归，与白芍相配伍以理血。加沉香、草豆蔻温中理气，散寒止痛。沉香粉冲服的用法很巧妙。二诊时见用药见效，腹痛减轻，大便转好，故仍守理中汤合香连丸法。脉弦为阴脉，亦主痛。矢气多的机制是肠道湿热壅郁。

　　薛某，女，59 岁。1987 年 4 月 13 日，初诊：
　　左侧少腹疼痛，痛甚则上吐下泻，大汗出。用大柴胡汤去大黄。

柴胡 12g	黄芩 10g	白芍 30g	半夏 12g
生姜 12g	枳实 10g	冬瓜仁 30g	桃仁 14g
炙草 6g			

6 剂。

【笺疏】 左侧小腹部疼痛，痛甚则上吐下泻，病在胃肠，此有降结肠炎、乙状结肠炎的可能。若腹胀满、形气不虚、脉弦实、苔厚者，为胃肠壅实，治当疏泄。少腹属厥阴，与少阳表里相关，故处方用大柴胡汤。大柴胡汤本一方二法，有大黄为大柴胡汤，去大黄亦为大柴胡汤。本案处方之所以去大黄，既因为痛甚则上吐下泻，也因为处方中的芍药用量很重，且有桃仁、枳实，此三物皆有疏泄肠道的力量。邪实之证，故大柴胡汤去大枣，加桃仁、冬瓜子。我意大枣有和胃功能，似不必减去。《伤寒论》治"呕不止，心下急，郁郁微烦者"亦用大柴胡汤，半夏泻心汤等三方所主病证、小柴胡汤证都见较为突出的呕吐，皆用较多大枣。

董某，男，成年。1989 年 4 月 24 日，初诊：

脐周痛，心悸，夜汗，舌暗红，苔滑腻，脉沉弦。肝气郁滞伴营卫不和。

柴胡 14g	桂枝 10g	黄芩 8g	炙草 6g
半夏 12g	党参 6g	生姜 10g	大枣 7 枚
白芍 10g			

7 剂。

1989 年 5 月 8 日，二诊：

肢体发麻，子夜出汗。

| 桂枝 12g | 白芍 12g | 炙草 6g | 大枣 6 枚 |
| 生姜 12g | | | |

7 剂。

【笺疏】 脉沉弦主气郁，气郁者责之肝。脐周为脾所主部位；脐周痛而脉沉弦，肝气郁滞而木邪犯脾故也。这种肝脾不和类型的腹痛可以用《伤寒论》柴胡桂枝汤疏肝健脾，伐木护土。清代医家沈明宗称赞该方："治四时心腹疼痛，其效如神。"其中桂枝汤正如清代医家柯韵伯所说："外证得之可以调和营卫，内证得之可以调和脾胃。"其调和脾胃的功能与桂枝加芍药汤、小建中汤相差不太远。《伤寒论》小建中汤证既可见腹中痛，亦可见心悸。本案病例的汗出一症也可以视为由营卫不和所致。该病证的大局已经识得，则舌暗红、苔滑腻置之不理；此舍舌而从脉症也。二诊病历未提及腹痛，似乎腹痛已经消失。肢体发麻，子时出汗，此俱为表证，依然属于营卫不和。故处方但用桂枝汤调和营卫。

　　陈某，男，9个半月。1989年7月28日，初诊：

　　哭闹不安，三天未见大便，母乳喂养，吐乳，一般情况好，腹痛拒按。舌淡苔少，脉细微数。证属阳明腑实，用通泄腑实法治之。

藿香6g	木香3g	草蔻6g	干姜3g
生山楂10g	建曲10g	熟军6g	枳壳3g

6剂。

　　【笺疏】不大便，呕吐，腹痛拒案，此阳明腑实之证也。患儿哭闹不安者，以腹痛故也。故处方用小承气汤去厚朴通腑泄实。去厚朴者，治9个月大之婴儿，欲小制其剂也。小儿之病，腹痛不大便者，多有宿食。故另以山楂、神曲、藿香、木香、草豆蔻、干姜消食和胃，散寒温中，开胃进食。

　　马某，女，62岁。1989年7月28日，初诊：

　　右侧腹痛，有硬结，按之痛，舌质暗淡，舌体胖，苔少有裂纹，脉沉缓。证属气虚血瘀。拟益气活血法。

黄芪20g	当归15g	赤芍15g	丹参10g
桃仁10g	红花10g	香附10g	五味子6g

生山楂10g

7剂，水煎服。

蛇床子15g	苦参15g	百部15g

3剂，浓煎外洗。

1989年9月30日，二诊：

　　右上腹肿块已1年余，大小约1cm，圆形，质硬，推之可活动。今日B超"未发现肝区占位性病变"。脉细，苔黄白。证属气虚凝滞，治以软坚散结法。

　　散结丸7袋，日服2次。

　　【笺疏】腹痛，按之痛，舌色暗，显然是由血瘀所致。舌体胖、脉沉缓主气虚。病历中记载的"硬结"，从外治法的应用看来，可知为腹壁上的硬结，而非腹腔或腹部内脏的硬结。师父诊断为"气虚血瘀"之证，拟定益气活血之法，用桃红四物汤去地黄、川芎，更加丹参、山楂活血止痛，另外再用黄芪、五味子益气养阴。用一味香附行气，能增强活血止痛的药效。腹壁上的硬结或许见有瘙痒，故另用蛇床子、苦参、百部煮水外洗以散结止痒。二诊用成药散结丸治其腹壁结节。

赵某，女，24岁。住顺义。1989年8月14日，初诊：

左侧小腹作痛，有下坠之感，白带多，月经愆期，现40余日月经未潮。脉弦，舌苔白腻。肝郁脾湿下注。

柴胡 15g	白芍 20g	茯苓 15g	川楝 10g
薄荷 2g	当归 10g	白术 15g	炙草 6g
青皮 10g	煨姜 2g	香附 10g	

7剂。

【笺疏】小腹部为肝经所主。肝行气于左；肝藏血，为女子先天。现左侧小腹部疼痛，月经愆期，脉弦，此反映肝郁血滞。白带量多显示为脾湿下注。故师父的辨证结果是"肝郁脾湿下注"。处方用逍遥散加香附、川楝子、青皮疏肝理气，活血止痛，健脾除湿而止带。弦脉为阴脉，主肝郁，亦主痛，舌苔白腻，皆非热象，故处方并不加丹栀，亦不用黄柏。

刘某，女，33岁。1989年5月22日，初诊：

腹痛年余，有时双肩关节痛，局部红肿，然无发热。舌苔薄白，脉沉细。痹证。

杜仲 10g	羌活 10g	独活 10g	防风 10g
荆芥 10g	桂枝 6g	狗脊 10g	丹参 12g
元胡 10g	郁金 10g	甘草 6g	

5剂。

1989年6月12日，二诊：

后背控腰疼痛，久卧则烦甚。脉沉滑，舌苔中间黄腻。湿热凝于阳经，而络脉为之灌注，所谓久病入络是也。

五灵脂 10g	红花 10g	片姜黄 12g	防己 12g
葛根 12g	川芎 10g	当归 10g	枳壳 10g
蔓荆子 6g	苍术 10g	黄柏 10g	海桐皮 12g

7剂。

【笺疏】腹痛在里，关节疼痛在表。究其寒热虚实，关节红肿疼痛看起来属于湿热，但苔薄白，脉见沉细，又并非热证。舌与脉多反映病变本质，关节红肿为标。故本病例应该诊断为寒痹，合并肝肾不足，治宜辛温疏风，祛湿蠲痹，兼补肝肾，处方以荆芥、防风、羌活、独活、桂枝散风寒湿，以杜仲、独活、狗脊补益肝肾，应用这两组药物治疗肩关节疼痛。另以丹参、延胡索、郁金、桂枝、甘草活血通络，温阳散寒，以治其腹痛。

二诊时背、腰疼痛，脉沉滑，舌苔中间黄腻，显示湿邪已部分化热。湿热邪气导致关节疼痛，其疼痛多于久卧时突出，于活动后减轻。其道理是静卧则湿邪痹阻更甚，动则湿热之痹阻得以散开。故师父断曰"湿热凝于阳经"；阳经行于腰背。所谓"络脉为之灌注"，即久病入络的意思；经络之位于身体浅表的细小分支为络。治宜活血化瘀，通络止痛。处方用五灵脂、红花、川芎、片姜黄、当归活血通络，用防己、葛根、蔓荆子、苍术、黄柏、海桐皮、枳壳疏散风邪，清热祛湿，而止痹痛。

李某，男，32 岁。住天竺。1987 年 3 月 2 日，初诊：
纳差，腹胀痛，干呕，大便不调，小溲尚调，肩背作痛，颈项强。

柴胡 12g	黄芩 10g	半夏 12g	生姜 12g
党参 6g	炙草 6g	桂枝 9g	白芍 9g
大枣 6 枚	片姜黄 10g		

6 剂，水煎服。

1987 年 3 月 9 日，二诊：
纳谷转佳，大便已调，余症同前述。

柴胡 14g	黄芩 10g	半夏 14g	生姜 12g
党参 10g	炙草 10g	大枣 7 枚	茵陈 12g
凤尾草 12g	片姜黄 10g	川芎 6g	

6 剂，水煎服。

1987 年 7 月 6 日，三诊：
咽喉不利，微呕，肋骨下隐痛。用平胃散合温胆汤法。

厚朴 10g	苍术 10g	白术 10g	茯苓 20g
陈皮 6g	法夏 6g	竹茹 10g	枳壳 10g
甘草 6g	焦三仙各 10g		

6 剂，水煎服。

【笺疏】纳差、腹胀痛、干呕、大便不调，此里证。由纳差不欲饮食、喜呕，可以判断病涉少阳。肩背疼痛，颈项强，此为表病，病在太阳。表里同病，太少两郁，故处方用柴胡桂枝汤两和太少，既疏散太阳风邪，且疏泄少阳风木。另加一味片姜黄行气活血，治其表里疼痛。服药后纳谷转佳，大便转调，余症同前。效不更方，也可以微调处方，故二诊处方改用小柴胡汤加片姜黄、川芎疏肝理气，活血止痛。另加茵陈、凤尾草清热凉血，祛湿保肝。由此二味药物的应用，我很有把握地说师父一定是考虑到本案病例为慢性肝炎患者，也一定见到明显的肝热现象，故同时去掉桂枝、白芍二物。

三诊时见咽喉不利，微呕，肋骨下隐痛，改用平胃散合温胆汤法，除湿化痰，和胃止呕。方中有主治"咽中如有炙脔"的经方半夏厚朴汤之基本药物，该方可以同时治其咽喉不利。加焦三仙消食行滞。土壅木郁可以导致胁肋下方隐痛，以除湿和胃的方法亦可治之。处方用平胃散合温胆汤，我判断一定有形盛、苔腻等症可见。

张某，女，24岁。1987年10月26日，初诊：

两月来右侧少腹疼痛，疼痛以经期为甚。末次月经10月4日。二便尚调。

柴胡 15g	黄芩 10g	半夏 10g	生姜 10g
炙草 6g	党参 6g	赤白芍各 10g	片姜黄 10g
当归 10g	丹皮 10g		

6剂，水煎服。

【笺疏】少腹为肝经所主部位。不通则痛；疼痛本来就关乎血脉，而本案病例少腹疼痛，以经期为甚，则肝胆气机不畅兼血脉滞涩的病机明也。就诊时下次月经将至，故处方用小柴胡汤去大枣之壅，以疏肝行气，更加当归、赤白芍、片姜黄、牡丹皮行气活血，通脉止痛。

冯某，女，42岁。1987年8月24日，初诊：

少腹及两胁疼痛半年余，经尚调。脉沉细弦。

柴胡 12g	黄芩 10g	半夏 12g	生姜 12g
党参 6g	炙草 6g	大枣 5枚	桂枝 10g
白芍 12g	片姜黄 10g		

6剂，水煎服。

【笺疏】少腹及两胁疼痛，依据疼痛部位，可以判断为肝胆经病。脉沉弦细亦主肝胆郁滞。故处方用柴胡桂枝汤疏泄少阳，加片姜黄行气活血止痛。桂枝、芍药二物不仅可疏泄肝胆，伐肝平肝，还能调和脾胃，抵御木邪克土，更可缓急止痛。从芍药用量略大于桂枝看，可知师父有用桂枝加芍药汤之意。

李某，女，53岁。1987年11月2日，初诊：

脐上痛，有一痞块；泛恶，呕吐酸水，便调，肠鸣，脉弦滑。

生姜 15g	干姜 3g	黄连 10g	黄芩 10g
半夏 15g	党参 10g	大枣 7枚	炙甘草 6g
茵陈 10g	云苓 30g	苍术 6g	枳实 10g

6剂。

【笺疏】处方为《伤寒论》生姜泻心汤加味。生姜泻心汤主治水饮食滞痞。脐上部位接近心下，痞块即心下气痞。就临床所见，心下痞既多表现为患者自觉心下痞塞不通的感觉，亦有时表现为医者可以看见的心下痞块。偶尔还可以见到心下痞，隆起如覆杯，像一只倒扣的杯子。呕吐酸水、肠鸣显然为水热现象。可见其病机为脾胃升降失常，寒热错杂于中焦，兼有水饮停滞。痞者不通，不通既可致痞，亦可致痛。故用生姜泻心汤治之。加茯苓30g去水，加茵陈、苍术除湿清热，加枳实理气消痞。痞若消，痛亦可能随之消失。

吴某，女，28岁。1987年11月2日诊，初诊：

脘腹痛，少腹疼痛，有痞块，拒按，月经正常，二便调，脉弦。

白芍 30g	枳实 12g	柴胡 12g	炙甘草 10g
川楝 10g	元胡索 10g	丹皮 10g	冬瓜仁 30g
鸡血藤 20g	蒲黄 10g^{包煎}	五灵脂 10g	

6剂。

【笺疏】少腹属厥阴肝经所主的部位。少腹疼痛，有痞块，拒按，脉弦，这是肝经气血郁滞的表现，虽然主要为气痞，但是亦与血分有关，病变性质为实。脘腹属胃，肝经气血郁滞而见脘腹疼痛，则其病机为肝脾不和、肝木乘脾。故处方用疏肝理气的四逆散，重用白芍药，既能柔肝平肝，亦能缓急止痛。更合金铃子散、失笑散以理气活血止痛。少腹疼痛，且有痞块，虽然其主要病机为气滞，但也不能排除存在血瘀的可能，故再从《金匮要略》治疗肠痈的大黄牡丹皮汤借来牡丹皮、冬瓜子活血化瘀，并加鸡血藤养血活血，化瘀止痛。

王某，女，31岁。1986年12月8日，初诊：

少腹及腰疼痛，以经期为甚，白带多，时呕。

柴胡 12g	黄芩 10g	半夏 12g	生姜 12g
党参 10g	炙草 10g	大枣 5 枚	桂枝 10g
白芍 10g			

5 剂。水煎服。

当归 10g	川芎 10g	白芍 30g	白术 35g
云苓 20g	泽泻 12g		

5 剂，水煎服。

【笺疏】少腹及腰疼痛，以经期为甚，可见疼痛与血分有关。白带多，则其病又与湿邪有关。少腹为肝经所主部位，非外伤引起的急性腰痛多为太阳病症状，呕为少阳病症状。故本案病例可以诊断为太少两郁，治之先用柴胡桂枝汤两和太少，疏泄肝胆，理气止痛。然后改用当归芍药散，一面疏肝调血，一面除湿止带。

翟某，男，36 岁。1986 年 12 月 15 日，初诊：

少腹胀痛且酸，后阴作痒，二便尚可，苔腻。西医诊断：前列腺炎。

虎杖 15g	半枝莲 12g	白芍 20g	枳实 12g
土茯苓 12g	云茯苓 12g	川楝 10g	青皮 10g
泽泻 10g	猪苓 12g	苍术 10g	防己 10g

6 剂。

【笺疏】少腹胀痛，后阴瘙痒，舌苔腻，从这样的临床特征看，其病当为下焦气滞，湿热阻滞。发生于 36 岁男子的前列腺炎多为下焦淤堵；其属于肾虚的可能性较小。下焦者，决渎之官，以通为用。故治之宜疏肝理气，决渎下焦，清利湿热。处方用四苓汤合"变易四逆散"为基本方。四逆散的药物组成为柴、甘、枳、芍。以川楝子、青皮易柴胡，与枳实发挥协同作用，疏肝理气，并去甘草之甘缓，我称之为"变易四逆散"，其疏泄之力较四逆散更胜一筹。四苓汤之白术易之以苍术，目的也是突出其祛湿力量。其所以更加虎杖、土茯苓、防己，以疏泄水道、清热除湿者，是为了进一步加强四苓、四逆合方的决渎之力。

高某，女，58 岁。1987 年 8 月 24 日，初诊：

阑尾炎术后 1 年余，右侧少腹疼痛，大便干结，失眠。

冬瓜仁 30g	桃仁 15g	丹皮 12g	鸡血藤 15g
双花 15g	大黄 5g	柴胡 12g	枳实 12g

薏米 30g

4 剂，间日 1 剂。

【笺疏】阑尾炎术后 1 年余，右侧少腹疼痛，则此少腹疼痛大概率与此病史有关。阑尾炎属于肠痈。阑尾虽已切除，少腹仍痛，大便干结，则少腹部瘀滞犹在。故处方用《金匮要略》大黄牡丹皮汤为基本方，活血化瘀，通腑止痛。师父并从《金匮要略》治疗肠痈的另一张药方薏苡附子败酱散借来薏苡仁，以化痰散结；从四逆散借来柴胡、枳实以疏肝理气。更加鸡血藤养血活血，加金银花清热解毒。由于患者大便干结，笔者以为大黄牡丹皮汤中的芒硝似可不去，不过这纯属于脱离现实的纸上谈兵。

张某，女，36 岁。住牛栏山。1986 年 11 月 10 日，初诊：

脉弦。少腹胀痛，小便不利。

桂枝 12g	云苓 30g	猪苓 20g	泽泻 12g
白术 12g	滑石 12g	寒水石 6g	生石膏 6g
川楝 9g	青皮 9g		

6 剂。

【笺疏】病历原文开头即写脉象，然后再写主诉及相关症状，这反映出中医临床常见的一种诊察顺序。《伤寒论》有一些条文也是先写脉象，次述症状。弦脉为少阳病主脉，亦为肝胆病主脉。少腹为肝经所主部位；脉弦而少腹胀痛，这最有可能是由肝郁气滞导致。同时见小便不利，这显示气滞而水郁，其病犹在气分。故处方用桂苓甘露饮化气行水，清利水热。另加青皮、川楝子疏肝理气。师父治小腹气滞之病，总是采用疏肝理气方法，或用柴胡、枳实，或用青皮、川楝。这两组对药在性味功能上大同小异。处方用桂苓甘露饮，而不用五苓散，我认为本病例一定见腻苔甚至厚腻苔。

田某，女，54 岁。1987 年 9 月 14 日，初诊：

脘腹胀痛，呕吐食物，呃逆，少腹胀满，便干，或结溏不匀，口苦，心烦，易急躁，时有头晕，脉沉。

柴胡 15g	黄芩 10g	枳实 10g	白芍 12g
生姜 15g	半夏 15g	香附 10g	郁金 10g
佛手 12g	竹茹 15g	陈皮 10g	大黄 2g
大枣 6 枚^{去核}			

6 剂。

1987 年 9 月 21 日，二诊：

腹胀满及呃逆好转，胃脘痛，腰痛，眠可，口苦口酸。

柴胡 15g	黄芩 10g	半夏 12g	生姜 12g
炙甘草 9g	白芍 30g	枳实 10g	木香 6g
香附 10g	当归 9g		

6 剂。

1987 年 9 月 28 日，三诊：

腹胀满疼痛减轻，口苦，大便偏溏，腰痛，时呕。

柴胡 15g	黄芩 10g	半夏 12g	生姜 12g
香附 10g	郁金 10g	枳实 10g	白术 12g
元胡 9g	当归 10g	川芎 9g	苏梗 9g

6 剂。

1987 年 10 月 12 日，四诊：

服药后，腹胀窜痛减轻，腹痛好转，嗜睡肢倦，口酸，恶心，两胯痛。

柴胡 12g	黄芩 9g	半夏 12g	生姜 12g
竹茹 12g	党参 6g	炙草 6g	大枣 6 枚 去核
桂枝 10g	白芍 10g		

6 剂。

1987 年 10 月 19 日，五诊：

近来腰腿痛明显。用理气散风法。

党参 20g	黄芪 15g	当归 15g	桂枝 10g
全蝎 3g	白术 10g	甘草 10g	

6 剂。

【笺疏】本案病例胃肠壅实、不得通降的病机显露无遗：脘腹胀痛、呕吐、呃逆，这都是胃气痞塞、逆而上冲的表现。少腹胀满、大便干燥且结溏不匀，这都是肠道壅塞不通的表现。口苦、心烦、急躁、头晕，这些又都是少阳柴胡证的主要表现。脉沉主郁。可见本案病例的主要病机为少阳阳明气火交郁，壅塞不通。故处方用大柴胡汤疏泄少阳，清泄阳明。加香附、郁金对药理气通络，加佛手、竹茹、陈皮，配合半夏、生姜降逆和胃。处方中特别注明大枣去核，这一要求在刘老的处方中很少见。张仲景用大枣要破开（擘）入煎。刘老注意到有些人煮药时不把大枣破开，结果是大枣成分难以煮出来，所以此处特别说明大枣去核。

二诊时腹胀满及呃逆好转，犹有胃脘疼痛，腰痛，口苦口酸。按照效不更方，病减药减的做法，处方仍用大柴胡汤，去大枣之甘壅，去大黄之泻下，并加甘草以缓之，再加香附、木香行气，加当归理血。三诊时腹胀满疼痛减轻，犹有口苦喜呕的柴胡证，腰痛，大便溏，原有的基本症状仍在，故守方进退。以大便溏，故去白芍，加白术。更增郁金、川芎、苏梗、延胡索行气理血。四诊时腹胀且窜痛减轻，嗜睡肢倦，口酸，恶心，两胯痛，此既有表，复有里，太少两郁也，故转方用柴胡桂枝汤两解太少，更加竹茹以化痰降逆，和胃止呕。

五诊时大多数症状消失殆尽，唯近日腰痛明显，或许见患者有气虚表现，故改用参、芪、术、草、归、桂甘温益气。此处为何云要"用理气散风法"，处方中也用了搜风定惊的全蝎。由于病历文字过于简单，所以笔者只能揣度。我认为这似乎可以从前几诊病历提到的患者性急躁、窜痛等肝风现象得到解答。

孟某，女，37岁。住顺义。1986年8月25日，初诊：
绝育后少腹痛三年，大便不利，月经带有瘀块。脉弦，舌苔黄。气血瘀滞之证。

柴胡 12g	黄芩 9g	白芍 15g	丹皮 12g
茯苓 12g	桃仁 15g	枳实 10g	半夏 10g
生姜 12g	大黄 6g	大枣 5 枚	

4 剂，水煎服。

【笺疏】绝育后少腹疼痛 3 年，大便不利，月经有瘀块，脉弦，舌苔黄，这显然是下焦气滞血瘀之证。故处方用大柴胡汤疏泄下焦，行气活血。大柴胡汤多用于阳明少阳气火交郁之证。肝经入于小腹之里，小腹部属于肝经所主部位；且肝藏血，为女子先天。所以柴胡剂的靶点部位不仅有胸胁，亦有小腹。大柴胡汤中的芍药、大黄也可以活血化瘀，散结破癥。所以本案下焦气滞血瘀之证完全可以用大柴胡汤为基本方。大柴胡汤亦有四逆散之意。处方并合用桂枝茯苓丸方活血化瘀；去桂枝者，以舌苔黄，有热故也。

刘某，女，69岁。1986年10月13日，初诊：
右少腹疼痛五月，舌红少苔，脉弦滑数。西医诊断为慢性阑尾炎。

柴胡 12g	黄芩 10g	枳实 10g	白芍 20g
丹皮 12g	桃仁 12g	大黄 6g	生姜 12g
半夏 10g	冬瓜仁 30g	大枣 5 枚	

3 剂。

【笺疏】慢性阑尾炎，右侧少腹疼痛，舌红，脉弦滑数，在中医师视野下，这样的病例属于肝郁热壅、肠道痈瘀病证。故处方用大柴胡汤合《金匮要略》治疗肠痈的大黄牡丹皮汤，以疏肝理气，活血散结。之所以不用芒硝，我揣度大概师父是见到少苔的舌象，担心芒硝促进肠道分泌，有进一步伤津耗液之虞；抑或是不欲以硝、黄配伍；因为若以硝黄配伍，即有泻下过度之虞。

赵某，男，26 岁。1986 年 9 月 29 日，初诊：

四年前右肾结石手术，其后腹痛经久不愈。有血尿史。纳眠尚可，二便调。嗜酒。

芦根 12g	枳椇子 10g	滑石 15g	青黛 6g 包煎
虎杖 12g	土茯苓 12g	柴胡 10g	龙胆草 10g
车前子 10g	海金沙 6g 包煎	炒内金 6g	金钱草 12g

【笺疏】4 年前肾结石手术之后腹痛经久不愈，有血尿史，这样的信息高度提示腹痛与肾结石相关。中医学认为肾结石由尿路湿热凝结而成，故师父拟定清热利尿、消石通淋的治法，处方用师父治疗肾结石、胆系结石最常用的金钱草、海金沙对药，以及他很喜欢用的虎杖、鸡内金、滑石、车前子等物组方。增用柴胡、青黛、龙胆草、土茯苓、枳椇子、芦根，可能是见本病例具有明显的肝经湿热表现。由于患者嗜酒，嗜酒者体内多水湿，故处方亦加枳椇子利尿祛湿。

郑某，女，30 岁，住密云。1991 年 4 月 15 日，初诊：

腹痛，下肢冷，两胁胀，苔白，脉弦。

柴胡 15g	白芍 12g	枳实 10g	炙甘草 10g

7 剂。

【笺疏】腹痛而见下肢凉，舌苔白，脉弦，此既可能是由于寒邪凝滞，亦可能是由于肝气郁滞。由于还有两胁胀一症，故病机属于肝气郁滞的可能性更大。肝气郁滞既可能导致阳气不达肢体末端而引起下肢厥冷，也可能因为木邪乘土而引起腹痛。故处方用四逆散疏泄肝气，柔肝止痛。在鉴别寒气腹痛与阳郁腹痛时，除了切脉以外，医者还应该仔细观察患者的面色、舌色，依据面色、舌象做进一步分别。

王某，女，45 岁。1986 年 12 月 8 日，初诊：

少腹疼痛，引腰脊疼痛，月经尚调。肝胆气郁。

柴胡 12g	枳实 12g	黄芩 10g	白芍 30g
大黄 3g	半夏 12g	生姜 15g	大枣 7 枚
香附 10g	郁金 10g		

4 剂，间日 1 剂。

1986 年 12 月 15 日，二诊：

脉沉滑。药后大便微利，少腹及腰仍痛，少腹痛甚，溲少，自觉身疲，午后低热。西诊：腹膜结核。

桃仁 15g	冬瓜仁 30g	丹皮 12g	大黄 5g^{包煎}
柴胡 12g	赤芍 15g	枳实 10g	桂枝 10g
生姜 12g	半夏 10g		

6 剂。

【笺疏】少腹部位为肝经所主部位，故少腹疼痛多从肝胆论治。语曰"通则不痛，痛则不通"，其中的通与不通是就血脉、血流而言。这句话提示对疼痛的治疗要注意采用活血通脉方法；在活血的同时要注意行气。故处方用大柴胡汤疏泄肝胆及胃肠之气，重用芍药活血通脉，缓急止痛。另加香附、郁金，其功能与古方"木金散"相同，能理气活血，疏肝止痛。顺便指出，师父既然用大柴胡汤，则其病一定为邪实性质。

药后大便微利，然少腹及腰脊仍痛，以少腹痛为甚。尿少，低热，疲乏，脉沉滑，这显然为气郁之证。故转方用《金匮要略》大黄牡丹皮汤合四逆散。大黄牡丹皮汤在《金匮药略》的主治病证虽然为肠痈，由于其主要功能为活血化瘀、疏泄肠道，所以也可以用于腹部结滞、气血壅郁的各种热性病变。四逆散能疏肝理气；去甘草以避其壅缓。另加桂枝一味以行血止痛，同时通利水道。处方用生姜、半夏的目的，似乎只能解释为辛以散之，避免方药过凉。姜、夏配伍为小半夏汤，其主要功能为温胃化饮，降逆止呕。小半夏汤虽然多用于中焦病证，不过也可以用来散下焦寒气，如《金匮要略》温经汤的应用即是其例。

腹 泻

高某，女，25 岁。住枯柳树。1989 年 8 月 25 日，初诊：

少腹凉痛，喜热敷，肠鸣，五更泻，病已五个月，日四五行。月经尚调。舌淡苔白，脉沉缓。下焦虚寒。

苏梗 10g	木香 5g	干姜 10g	香附 10g
肉桂 3g	制附片 10g	当归 15g	赤芍 15g
茯苓 15g	五味子 6g	莲肉 10g	沉香面 3g^{冲服}

7 剂。

1989 年 9 月 1 日，二诊：

五更泻，日三四行，腹胀且痛。舌脉同前。前法加减。

生黄芪 20g	五味子 6g	干姜 10g	肉桂 3g
制附片 10g	小茴香 6g	元胡 15g	草蔻 6g^{打碎}

7 剂。

1989 年 9 月 8 日，三诊：

五更泻，日一二行，体力增加，腹胀痛。舌淡、苔白，脉沉缓。前法加减。

藿香 10g	苏梗 10g	木香 6g	草蔻 6g^{打碎}
干姜 6g	附子 10g^{先煎}	肉桂 3g	赤石脂 10g
米壳 10g			

7 剂。

1989 年 9 月 15 日，四诊：

服药后腹痛、五更泻诸症大为好转。仍自觉脐周及小腹部凉，大便日一二行。舌淡苔少，脉缓无力。前法加减。

炙黄芪 20g	当归 15g	木香 6g	草蔻 6g^{打碎}
制附子 10g	干姜 6g	肉桂 3g	元胡 15g
香附米 10g	白芍 15g	炙草 10g	

7 剂。

【笺疏】本案病例下焦虚寒的特征十分明显：少腹凉痛，喜热敷，肠鸣，五更泻，舌淡苔白，脉沉缓。腹泻不离于太阴脾脏；少腹与肝、肾有关。故治宜温养肝脾肾阳气，散寒止痛。处方用干姜、附子、肉桂、苏梗、木香、香附、沉香温阳散寒，理气止痛，暖肾止泻；用五味子、莲子肉健脾收涩止泻。虽然未用附子理中、四神丸原方药味，亦有附子理中、四神丸之意。由于是女性患者，虽然月经尚调，亦用归、芍理血。少腹即小腹。少者小也。小腹为肝经所主的主要部位之一。理血即可产生理肝止痛的效果。沉香面冲服是一个比较特别的用药方法；古人用沉香时亦有磨粉冲服的应用。沉香味辛，微温，具有较好的散寒行气止痛功能。

二诊时腹泻次数略有减少，仍腹痛且胀，舌脉同前，故仍守前法进退，仍用姜、附、肉桂温阳祛寒。用黄芪且略大其量，以益气升阳；用五味子酸收止泻。用小茴香、草豆蔻、延胡索温暖下焦肝肾，散寒止痛。去归、芍者，以此二物略嫌柔濡，于五更泻稍有不利。当归养血，质油润，对于肠燥便干者较为适宜。根据李东垣的经验，在用补中益气汤时，若血燥大便干，可用当归、桃仁或熟大黄治之。古方真人养脏汤虽然也用当归，但是方中有罂粟壳、肉蔻收涩，故不忌当归。古本草言芍药能"利大小肠"；利大小肠就是通利二便的意思。这一方面的功能，白芍药较赤芍为优。

三诊时见服药后腹泻进一步减轻，体力增加，然腹胀满疼痛未除，舌淡，苔白，脉沉缓。仍辨证为下焦虚寒，仍守前法，用姜、桂、附诸药温之，以藿香、苏梗、木香、草蔻辛温行气散寒，以赤石脂、罂粟壳温涩止泻。

四诊时患者服药后腹痛、五更泻诸症大为好转，不过仍觉脐周及小腹部凉，大便日一二行，舌淡苔少，脉缓无力。此脾肾犹虚，阳气犹弱，故仍守前法加减。痛则不通；疼痛多与血分有关。故复用延胡索、当归、白芍通脉行血，用芍药甘草汤缓急止痛，更以木香、香附、草蔻辛温行气散寒。

李某，女，27岁。1987年2月23日，初诊：
慢性腹泻，夏日尤显，每日晨起即如厕，大便稀溏，食油腻、冷食则腹泻更甚。纳可，肠鸣，呃逆。带下量多色黄。

菖蒲 10g	益智仁 10g	乌药 9g	萆薢 10g
白术 30g	炮姜 6g	党参 10g	炙草 10g
砂仁 9g	陈皮 9g	木香 6g	生姜 10g

6剂。

1987年3月2日，二诊：

药后诸症明显减轻，唯近两天腰痛尤甚。

桑寄生 30g	炒杜仲 10g	金狗脊 10g	续断 10g
补骨脂 10g	胡芦巴 10g	川楝子 6g	小茴 9g
茯苓 10g	怀山药 10g	枸杞子 10g	覆盆子 10g
炮姜 4g			

6剂。

1987年3月9日，三诊：

腰痛明显减轻，尿中白浊仍同前。下肢无力，带已减少。

芡实 12g	龙骨 15g^{先煎}	五味子 6g	炒杜仲 10g
枸杞 10g	补骨脂 10g	芦巴子 10g	肉桂 3g
巴戟天 10g	桑寄生 30g	狗脊 12g	覆盆子 10g
菟丝子 10g	炮姜 3g	黄芪 10g	

6剂。

1987年3月16日，四诊：

腹泻好转，纳增，仍有呃逆，肢倦，腰酸痛，溲黄。

桑寄生 30g	补骨脂 10g	狗脊 12g	枸杞子 10g
肉苁蓉 10g	炒杜仲 10g	熟地 12g	山药 10g
怀牛膝 10g	宣木瓜 10g	芦巴子 10g	黄芪 12g

6剂。

1987年3月23日，五诊：

腰痛渐减，体力增加，但仍不耐劳作，大便仍溏。

桑寄生 30g	杞子 10g	狗脊 15g	杜仲 10g
山药 12g	补骨脂 10g	菟丝子 10g	巴戟 10g
炮姜 4g	续断 6g	黄芪 10g	白术 10g

12剂。

【笺疏】本案病例为慢性腹泻。食油腻、冷食则腹泻更甚，带下量多，夏日尤甚，这些都是脾湿的表现。从处方所用基本方之一为理中汤看，师父的辨证结果应该是中焦寒湿。不过从病历记载的病证表现看，似乎只见湿邪，不见寒气。虽然进冷食则腹泻更甚这一特点对于诊断脾胃寒湿有一定的参考意义，但是它还不是准确的诊断依据，还不是诊断寒湿的金指标。所以我推测本病例还应该有面色及手足清冷、舌淡苔白、脉缓等脉症。本案处方包含有萆薢分清饮；萆薢分清饮的主治病证为下焦虚寒、湿浊下注所致的小便混浊如米泔状。其方用益智仁、萆薢、石菖蒲、乌药温暖下焦，分清化浊。初诊病历虽未见到小便浑浊如米泔状的记载，但三诊病历中却有"尿中白浊仍同前"一句，这说明在初诊、二诊时，该病例都有尿中白浊的症状。由于处方中还有砂仁、陈皮、木香、生姜四物温中散寒，理气宽中，所以笔者认为本案病例可能还有腹胀满一症。

二诊时见患者服药后诸症明显减轻，只是近两天腰痛较甚，故转方重点治其腰痛。桑寄生、杜仲、狗脊、续断、补骨脂、胡芦巴、枸杞、覆盆子、炮姜、小茴香皆临床常用补肝肾、壮筋骨、散寒气、治腰痛的药物。如此集中应用同一类功能的大队药物，这种用法在各家经验中都颇为常见。考虑到患者有慢性腹泻、带下量多的症状，属于脾肾不固之证，用药宜固涩不可滑泄，故常用于腰痛治疗的牛膝并未在处方出现。因为牛膝之力滑泄，而寄生、杜仲、续断等物皆具收敛固摄之力；动静分明。由茯苓、山药二物可见六味地黄汤的身影，但是处方并未用地黄、山茱萸、牡丹皮、泽泻，我想这也是出于对药物之动静的考虑。川楝子、小茴香二物为"楝茴对药"，能疏肝理气，散寒止痛，其作用部位主要在于下焦腰、腹；《医宗金鉴》茴楝五苓散用之。小茴香能治肾虚腰痛。

三诊见腰痛明显减轻，带下减少，然尿中白浊同前，下肢无力，故三诊处方用芡实、龙骨、五味子、杜仲、枸杞、补骨脂、胡芦巴、肉桂、巴戟天、桑寄生、狗脊、覆盆子、菟丝子、炮姜、黄芪一派温补下元、固肾摄精之品，重点治带。

四诊见病情进一步好转，唯余嗳气、肢倦、腰酸痛，故守三诊处方进退。由于溲黄，故加宣木瓜清热祛湿。五诊病情又有进一步好转，故仍守前法前出入。

张某，男，38岁。1987年12月21日，初诊：
腹胀、便溏，大便日二三行，苔白腻，脉沉。

柴胡 12g	黄芩 9g	干姜 10g	桂枝 10g
牡蛎 30g	花粉 10g	炙草 9g	苍术 6g
茵陈 12g			

12 剂。

1987年12月28日，二诊：

柴胡 12g	黄芩 9g	炙甘草 10g	干姜 10g
桂枝 10g	牡蛎 30g	花粉 10g	

10 剂。

1988 年 1 月 11 日，三诊：

腹胀，大便不成形，日再行。

柴胡 12g	黄芩 9g	炮姜 10g	桂枝 10g
炙草 10g	党参 10g	花粉 10g	牡蛎 30g

6 剂。

1988 年 1 月 25 日，四诊：

腹胀减，纳谷增，大便仍偏溏。

柴胡 12g	黄芩 9g	干姜 8g	桂枝 10g
炙草 10g	党参 10g	花粉 10g	牡蛎 30g

6 剂。

1988 年 2 月 1 日，五诊：

服药见好，大便仍不成形。

柴胡 12g	黄芩 10g	花粉 12g	牡蛎 30g
片姜黄 10g	干姜 9g	桂枝 9g	炙甘草 10g

7 剂。

1988 年 2 月 9 日，六诊：

服药病情好转，大便改善。

柴胡 12g	黄芩 9g	牡蛎 30g	茵陈 10g
花粉 12g	桂枝 9g	炮姜 9g	炙甘草 6g

12 剂。

1988 年 2 月 22 日，七诊：

大便溏泻，舌苔黄腻。

苍术 10g	厚朴 10g	茵陈 12g	陈皮 10g
通草 10g	柴胡 10g	黄连 6g	黄芩 3g
泽泻 12g	云苓 12g	滑石 6g^{包煎}	藿香 9g
佩兰 6g			

7 剂。

1988 年 2 月 29 日，八诊：

大便调，苔去十之八九。

苍术 10g	厚朴 12g	陈皮 10g	炙甘草 6g
黄连 6g	黄芩 6g	半夏 10g	生姜 10g
柴胡 12g	茵陈 10g		

7剂。

1988年3月7日，九诊：

腹胀，矢气多，纳少。

厚朴 15g	生姜 12g	半夏 12g	茵陈 15g
苍术 10g	大腹皮 12g	冬瓜皮 40g	陈皮 10g
木香 10g	黄芩 6g	川楝 10g	青皮 10g
茯苓皮 20g

7剂。

1988年3月14日，十诊：

腹胀明显减轻，昨日腹痛，便下黏滞，无恶心，纳少，脉弦。

| 葛根 14g | 黄连 10g | 黄芩 10g | 炙甘草 6g |
| 木香 10g |

6剂。

【笺疏】腹胀，腹泻，苔白腻，脉沉，如此脉症，似乎纯属中下焦寒湿。然处方用的是柴胡桂枝干姜汤加苍术、茵陈。师父用柴胡桂枝干姜汤从来针对的都是胆热脾寒、上热下寒证。本案处方更加苍术、茵陈，此二物清热除湿。由此推论，本案病例的临床表现应该还有口干苦、口渴，或舌红、苔黄腻等上热症状，或还有四末不温、腹中凉冷感觉的下寒症状。二诊病历未说明服药效果如何，无脉症记录。我估计服药后病情无明显变化，故师父仍处柴胡桂枝干姜汤，略增炙甘草用量，减去苍术、茵陈，这显示他坚定地认为初诊辨证无误。三诊时犹有腹胀、便溏，排便次数减为日行二次。治疗有效，故仍守柴胡桂枝干姜汤，亦用二诊处方药量，另加党参健脾益气。《伤寒论》柴胡桂枝干姜汤从小柴胡汤变化而来。小柴胡汤原有人参扶正，以治正气不足，"血弱气尽"。如果正气虚弱程度不突出，那么用人参的必要性就不大。如果少阳郁热较为突出，以致于胸中烦热，那就更不得用人参。本案病例经过初诊、二诊两次给药，在三诊时犹有大便不成形，日行二次，郁热并不突出，那就可以用，也应该党参健脾益气。

用柴胡桂枝干姜汤加党参后病情好转，不过大便仍不成形，故五诊处方用柴胡桂枝汤；用柴胡桂枝汤亦有用柴胡桂枝干姜汤之意。另加片姜黄者，我知道一定是患者诉说有胁肋或肩背疼痛；师父常常如此用药。

六诊时见病情好转，大便改善，故遵效不更方的做法，仍用柴胡桂枝干姜汤。大概师父见到较为明显的湿热，故另加茵陈清利湿热。七诊时见湿热突出，舌苔黄腻而厚，故转方用柴平煎化裁。其湿热重，故去参、草、枣之甘壅，另加茵陈、通草、黄连、泽泻、茯苓、滑石、藿香、佩兰清热祛湿，芳香化湿。方药大治湿邪，故大便转调，苔去十之八九。故八诊时转方用平胃散合半夏泻心汤，去参、枣之补，加柴胡、茵陈之泻。

九诊时见腹胀、矢气多、纳少，依据前几诊的脉症及治疗经过，判断为胃肠湿热气滞，仍用平胃散去胃肠湿邪。另合五皮饮利水去湿。用五皮饮而未用桑白皮，改用冬瓜皮，目的同样是利水去湿。由此可见，处方与胃苓汤异曲同工。由于处方用五皮饮，所以我考虑本病例或许有轻微的皮肤浮肿。用青皮、川楝子疏肝理气，这是行水当行气的用法。

患者服药后腹胀明显减轻。不过就诊日前一天又出现腹痛、便下黏滞，其脉弦。此或许由新感湿热邪气所致，故转方用葛根芩连汤清肠道热邪，燥湿止利。加木香者，以便下黏滞，当用香连丸也。

杨某，男，40岁。1986年10月6日，初诊：

腹泻日十余行，纳差，腹胀，小便少而黄，口干，体瘦，苔白，脉弦而数。TTT：27单位，TFT：（++++），GPT：683单位，黄疸指数：75单位。西医诊断肝硬化。

| 柴胡 12g | 黄芩 10g | 干姜 6g | 桂枝 6g |
| 花粉 12g | 牡蛎 20g | 茵陈蒿 15g | 炙甘草 6g |

6剂。

1986年10月13日，二诊：

药后胁痛稍减，大便次数减至每日四次，守上法。

柴胡 10g	黄芩 6g	茵陈 12g	干姜 8g
桂枝 8g	炙草 10g	牡蛎 30g	花粉 14g
红花 10g			

6剂。

1986年10月20日，三诊：

胁痛、腹胀、便溏诸症稍减。

柴胡 10g	黄芩 10g	茵陈 15g	凤尾草 15g
炙甘草 6g	党参 6g	牡蛎 30g^{先煎}	红花 6g
茜草 6g	白芍 12g		

8剂。

1986年10月27日，四诊：

胁痛阵作，引后背痛；欲呕、腹胀减轻。苔腻，夜难入寐。

柴胡 12g	黄芩 9g	生姜 10g	半夏 12g
竹茹 12g	炙草 9g	桂枝 9g	白芍 9g
牡蛎 30g	鳖甲 30g	红花 10g	茜草 10g
茵陈蒿 15g			

12 剂。

1986 年 11 月 10 日，五诊：

胁下时痛，痛引后背。口干舌燥，一身乏力，夜眠不安。舌质红，苔腻，有齿痕。TTT：20 单位，TFT：（++++），GPT：239 单位。

柴胡 12g	黄芩 10g	生姜 10g	半夏 10g
炙草 6g	党参 6g	桂枝 10g	白芍 10g
红花 10g	茜草 10g	土鳖虫 7g	牡蛎 30g
鳖甲 30g	片姜黄 9g		

12 剂。

1986 年 12 月 1 日，六诊：

颜面渐显光泽，大便日二三行，干稀不调，纳食尚可，胁痛时作，苔白，舌边齿痕，边尖红。

柴胡 10g	黄芩 6g	牡蛎 30g^{先煎}	炙草 9g
桂枝 6g	干姜 6g		

6 剂。

1986 年 12 月 8 日，七诊：

12 月 3 日检查结果：GPT：297 单位。TTT、TFT 正常。苔滑，溲黄。

柴胡 10g	黄芩 6g	贯众 10g	土茯苓 10g
草河车 10g	炙草 6g	白茅根 30g	茵陈 15g
玉米须 15g	生牡蛎 30g^{先煎}	竹叶 10g	丹皮 10g
白芍 10g			

12 剂。

1987 年 1 月 5 日，八诊：

药后症状减轻。刻下时有胁痛引背，时呕，溲黄，目黄，舌质红、苔薄黄。

柴胡 12g	黄芩 10g	丹皮 10g	白芍 20g
片姜黄 10g	川芎 3g	茵陈 15g	贯众 10g
土茯苓 12g	草河车 10g	牡蛎 30g^{先煎}	鳖甲 12g^{先煎}

炙甘草6g　　　　红花9g　　　　茜草9g

6剂。

【笺疏】腹泻、纳差、腹胀，这显示病位在脾胃。口干、尿黄、脉弦数，这显示体内有热邪。然苔白为寒。医院检查确定肝功能异常、肝硬化。据此可以断定其热在肝胆，寒在脾胃。故处方用柴胡桂枝干姜汤清上温下。加茵陈蒿，以清利肝胆湿热。患者服药后，其胁痛稍减，腹泻好转。故二诊仍守上方，另加红花活血通络，以治胁痛。患者服药后胁痛、腹胀、腹泻诸症进一步减轻。考虑到已用姜、桂十余天，见里寒已去，故三诊处方去姜、桂，加党参健脾益气；更加凤尾草，与茵陈蒿一同清利肝胆湿热；加茜草、白芍，与红花一同活血通络。

四诊时犹有胁痛，且夜难入寐，喜呕，故在守上法的同时，合用小半夏汤和胃止呕，另加竹茹配合半夏和胃止呕，且化痰促眠。另加桂枝以温中。由于原方已有芍药，所以如此加味，也是用柴胡桂枝汤之意。加牡蛎、鳖甲滋阴安神，化肝软坚。五诊时肝功能明显好转，然而犹有胁背疼痛、夜不安寐、口干舌燥等症。口干舌燥者，阴虚也。故在守方的基础上，更加土鳖虫、片姜黄活血通络，化瘀止痛；加党参健脾益气。此次的处方也有用柴胡桂枝汤去大枣之意。呕恶已经减轻，故去竹茹。

六诊时诸症好转，面色渐显光泽。慢性肝病往往面色暗滞，甚至黧黑。由暗滞转为明润，有光泽，此吉兆。病减药减；故返回仍用柴胡桂枝干姜汤。之所以不用天花粉，大概是因为未见口渴症状。七诊时转氨酶较上次检查时增高，故师父转方用自制柴胡解毒汤，以贯众易凤尾草，以清热凉血，解毒保肝。凤尾草是柴胡解毒汤的关键药味；刘老用柴胡解毒汤时，不会不用凤尾草。此处用贯众易凤尾草的原因，我认为应该是医院暂时缺凤尾草，故用贯众代替之。在北京，并非各医院都有凤尾草。师父出诊的医院，都会按师父的要求进凤尾草。处方另加白茅根、玉米须、竹叶、牡丹皮利水消肿，清热凉血。临床观察到，肝硬化失代偿时常见血热、水停症状。八诊时诸症减轻，故守方加减。还用片姜黄、红花、茜草、鳖甲，另加川芎，以活血通络，化肝软坚，而止胁背疼痛。去白茅根、玉米须、竹叶者，或许于六诊时出现的轻微水肿已经消失。

梁某，男，31岁。1986年12月8日，初诊：
腰腹疼痛，大便黏腻，脘痞，里急后重，便下赤白，脉弦。

白芍30g　　　　当归10g　　　　黄连10g　　　　黄芩10g

木香10g　　　　枳壳9g　　　　滑石12g　　　　鱼腥草12g

甘草 6g　　　　　肉桂 2g　　　　　丹皮 10g

6 剂。

【笺疏】腹痛、脘痞，大便黏腻，便下赤白，里急后重，很显然是肠道湿热之证，属于古人所谓"滞下"。脉弦主痛。故处方用古方大归芍汤为基本方，以芩、连清肠道湿热，加鱼腥草、滑石以助之。里急后重，便下脓血，治宜行气理血。对于滞下之病，"行气则后重自除，理血则脓血自愈"。故用芍药、当归、牡丹皮理血，用木香、枳壳行气。白芍用 30g，与甘草配伍，形成芍药甘草汤，以缓急止痛。如此用药，也是因为腰腹疼痛为患者的主诉。用肉桂的目的是活血止痛。

陈某，男，5 岁。1986 年 12 月 8 日，初诊：

大便稀溏，似不能控制，脉滑。升阳清热消息。

葛根 10g　　　　黄连 6g　　　　　黄芩 6g　　　　　炙甘草 6g

4 剂，间日 1 剂。

【笺疏】就临床所见，大便稀溏、滑下不禁的病情有寒热虚实之分。病历上只记载有脉滑，但是仅凭脉滑是不能断其寒热的。处方既然用葛根芩连汤升脾胃津液，清肠道湿热，则其临床表现应该有若干热象，或者毫无寒象。寒象、热象可以依据形色进行判断。"消息"是斟酌、权衡的意思。病历中的"消息"二字表明师父对本案病例的寒热性质，进而对其治法和处方还有斟酌之意。

梁某，男，1 岁 9 个月。1989 年 7 月 28 日，初诊：

腹泻月余，日十多次，稀水样便，色白。舌淡苔少，脉细。脾虚寒泻。

太子参 10g　　　五味子 6g　　　　炮姜 6g　　　　　肉桂 3g

山药 15g　　　　莲肉 15g　　　　　大枣 3 枚

6 剂。

【笺疏】患儿腹泻已经月余，每日十多次，其病情较重。舌淡、苔少、脉细者，正虚也，寒也。故治宜温中补脾。处方用太子参、炮姜、肉桂，此有用经方桂枝人参汤之意。桂枝人参汤的药物组成为理中汤加桂枝。山药、莲子、大枣健脾止泻；五味子酸以收之。全方辛甘温酸，暖中养阳，兼以收摄。

白某，女，56 岁。1989 年 5 月 29 日，初诊：

便稀黏，逢腹痛则泻。舌淡胖，苔白腻，脉沉无力。厥阴湿热下利。

白头翁 10g	秦皮 10g	黄连 10g	黄柏 10g
白芍 20g	厚朴 10g	苍术 10g	陈皮 10g
木香 10g			

7 剂。

1989 年 6 月 12 日，二诊：

大便下利已愈。

木香 10g	枳壳 10g	大腹皮 10g	滑石 10g
黄连 10g	黄柏 10g	秦皮 12g	白头翁 12g
白芍 12g	焦三仙各 10g		

7 剂。

1989 年 6 月 19 日，三诊：

见效。

| 白头翁 12g | 黄连 10g | 槟榔 10g | 焦三仙 30g |
| 秦皮 12g | 黄柏 10g | 木香 10g | 枳实 4g |

7 剂。

1989 年 7 月 3 日，四诊：

药后腹泻。口干，尿量正常，舌淡，脉弦缓。

上方减槟榔，加党参 10g、白术 10g。

6 剂。

【笺疏】本案病例腹痛则泻，舌淡胖，苔白腻，脉沉无力，看起来就是太阴寒湿之证，应该投理中辈以温化寒湿，为何师父的辨证结果是"厥阴湿热下利"，处方为《伤寒论》白头翁汤合平胃散化裁？虽然用平胃散温化胃肠湿邪还好理解，但是用白头翁汤却很难理解。以多年跟随师父的经历，笔者以为此案文字未能全面反映师父的检查结果。本案处方开头所书即为白头翁汤的药味，可知虽舌淡胖、苔白腻，然而一定面有热色，手臂温热；虽脉沉无力，但患者大概为形气俱实之人，且其饮食不减，神气不弱。假如病机属于太阴虚寒，那一定出现口淡不渴、食物不下、四末清冷等症状。由于本案病证被确定为"厥阴湿热下利"，基于厥阴为肝、肝主疏泄的道理，本案病例之下利很可能还具有排便不畅甚至里急后重的特征。痛而即泻的病机是肝气横逆犯脾。古代医家早已认识到这一类型下利的特点，称之为"痛泻"，治之宜用痛泻要方为主方，以芍药甘草柔肝缓急，以柴胡、防风疏肝伐木，从而达到止泻的目的。本案处方加芍药以柔肝缓急，加木香与黄连配伍，而成治下利的经典名方香连丸，以清热燥湿，疏肝行气。如此解读，道理便通畅了。本案属于舍舌脉而从形色与证候的典型应用，值得读者重视。

刘某，男，13 岁。1987 年 2 月 23 日，初诊：

二便失禁已久，于出生后三个月时因脊椎裂术后出现。苔白滑。

赤石脂 15g	干姜 6g	粳米 10g	炙甘草 6g
煨豆蔻 6g			

6 剂。

1987 年 3 月 2 日，二诊：

药后二便失禁略减。

赤石脂 15g	干姜 7g	炙甘草 9g	煨豆蔻 7g
粳米 15g			

6 剂。

另用赤石脂 60g，研极细末，分为 6 包，每日服 1 包，汤药送服。

1987 年 3 月 9 日，三诊：

大便次数略减。

炮姜 6g	煨肉蔻 6g	炙甘草 6g	白术 9g
诃子肉 6g	党参 9g	乌梅 6g	赤石脂 6g
肉桂 2g			

6 剂。

【笺疏】二便失禁，在接受脊柱手术之后出现，这种病例的治愈难度较大。其苔白滑，故辨为中下焦虚寒、脾肾不固之证，处方用《金匮要略》桃花汤加肉豆蔻，以温中益肠，固摄止泻。二诊见服药有效，故仍守原方，并增大药量。另用赤石脂粉冲服，此是《伤寒论》桃花汤一半水煮、一半筛末冲服的用法。三诊时症状又略有减轻，故仍守桃花汤化裁。加党参、白术、肉桂温中益气，加诃子、乌梅收摄止泻，并相应地减少赤石脂的用量。

便 血

仇某，男，22 岁。1987 年 4 月 13 日，初诊：

便血四五年，先血后便，色鲜红，有血块，量多。痔疮。

| 伏龙肝 30g | 附子 6g | 炮姜 9g | 黄芩 6g |
| 生地 10g | 阿胶 10g^{烊化} | 白术 12g | 党参 10g |

6 剂。

【笺疏】先血后便，色鲜红，量多，此为近血。从疾病看，近血多为肛周或直肠病变出血，如肛裂出血、痔疮出血等。从血色看，其色鲜红者多数属于血热。如果按血热治疗，应该用清热凉血方法，投三黄泻心汤，或投槐花散等。不过出血颜色只是局部指标，而不是全身性指标；全身性指标是形色、舌脉、寒热喜恶等。如果是血热，全身性症状应该见面色赤、舌红、脉滑数、恶热喜凉、口渴喜饮、尿黄等。本案病例以《金匮要略》黄土汤为基本方，由此可知师父是按虚寒病证进行治疗。全身性表现应该有面色寒、舌淡苔白、口淡不渴、手足不温、小便清等特点。在黄土汤的基础上，另加党参健脾益气。笔者认为若无必要，炙甘草似乎可以不去。

徐某，女，30 岁。1987 年 9 月 28 日，初诊：

便血七八年，反复不愈，纳呆。

党参 10g	黄芪 10g	炙草 10g	白术 10g
当归 10g	柴胡 3g	升麻 2g	陈皮 6g
大枣 7 枚	生姜 6g	黄连 3g	

6 剂。

【笺疏】本案病例便血七八年，反复不愈，纳差。仅仅依据如此少量的信息，尚难以分辨其寒热虚实，因此也难以精准施治。观处方用李东垣补中益气汤，则知临床表现当有气虚有寒、中气不足的特点，全身性表现可能有疲乏少力、面色不华、舌淡苔白、口淡不渴、大便溏薄等。从出血颜色看，应该是血色较淡。中气虚寒，气不摄血，故以补中益气汤为基本方，以健脾升阳，收摄止血。少加黄连止泻止血；如此应用，亦犹黄土汤之用黄芩。

泌 尿

马某，女，6岁，住顺义。1990年2月19日，初诊：

西医检查为肾炎，尿蛋白（++），红细胞0-2单位。腹痛，大便干。舌红，脉滑。拟调胃承气汤。

大黄 2g	芒硝 3g^{后下}	炙草 4g	半枝莲 10g
蛇舌草 10g			

5剂。

【笺疏】腹痛，大便干，舌红，脉滑，这很显然是阳明胃肠热实之证。在这种情况下，肾炎、蛋白尿、尿血俱可以用阳明热实、肠道不通以及邪热移于水道做解释。治之可用调胃承气汤，以通腑泄实，清除邪热。大黄、芒硝亦有清利水道功能。师父治泌尿系壅热病变，如泌尿系感染、前列腺炎、盆腔炎等，每依据"下焦如渎"的理论，用桃核承气汤决渎下焦。调胃承气汤已得桃核承气汤之半。半枝莲、蛇舌草是临床治疗肾炎等泌尿系疾病的常用药味。患者为6岁儿童，故处方用量较轻。

李某，男，9岁。1988年7月4日，初诊：

1986年被诊断为紫癜性肾炎。近日尿检：蛋白（＋），白细胞（＋），红细胞少量。自觉症状不明显。苔白腻，舌胖大，脉弦。湿热证。

紫草 10g	地丁 10g	苦参 10g	黄柏 6g
苍术 10g	茯苓 16g	泽泻 12g	滑石 10g
半枝莲 12g	丹皮 10g	当归 6g	知母 3g
土茯苓 12g			

7剂，水煎服。

【笺疏】辨病与辨证相结合是临床中医倡导的一种方法；本案病例的辨治是辨病与辨证相结合方法的具体应用。苔白腻，舌胖大，说明是湿邪为患。师父将本病例辨为湿热证；湿邪的特征是明显的，那热邪的辨认指标是什么？我认为对热邪的确认指标应该是患者的形色，当然也可能是以西医肾炎诊断为参考，因为多数中医治肾炎常从湿热论治。紫癜性肾炎是一种自体免疫性疾病；紫花地丁、半枝莲等清热解毒药具有免疫抑制功能。血尿说明湿热入血，紫草、牡丹皮等物能凉血止血。

雷某，女，53岁。1987年6月15日，初诊：

肾结核三年余，刻下腰痛，小便不利，纳呆，腹胀，肢肿，午后身热，大便2天1次，偏干。经多方治疗，效不显。苔腻，脉弦。

路路通 12g	王不留 15g	蛪螂 10g	佛手 12g
香橼皮 12g	郁金 10g	木瓜 10g	丝瓜络 12g
大腹皮 10g	茯苓 30g	车前子 10g^{包煎}	木香 6g
苏叶梗各 6g	滑石 10g	茵陈 12g	半枝莲 15g

10剂。

【笺疏】腰痛，小便不利，肢体浮肿，腹胀，纳呆，这样的临床表现很明显是水邪之证。肾为水脏，主水；肾结核的西医诊断也对诊断水邪具有重要的参考价值。午后潮热者，水中蕴热也。大便偏干、2日1行者，水郁不行也。水郁于肠道之外，亦可能导致肠道缺水而燥。水中蕴热，故治宜清利水湿。曾经多方医治罔效，这提示本病例非寻常药物所能疗。处方在用车前子、大腹皮、茯苓、滑石、茵陈、佛手、香橼皮、木瓜、丝瓜络、苏叶、苏梗、木香、郁金大队药物，既着力利水，又理气行滞，兼活血通络的同时，更用路路通、蛪螂、王不留行、半枝莲峻利水湿。蛪螂具有破瘀散结、通利二便功能，师父在治疗肝硬化腹水时常用。

张某，男，24岁，住北小营。1989年7月30日，初诊：

1989年7月17日顺义县医院B超显示左肾内0.5cm强回声，诊断意见为肾结石。平素腰痛，左腹胀痛，小便尚利，纳食可，眠可。大便调，溲黄。脉沉，苔白，舌质淡。肾虚湿热。

麻黄 5g	冬葵子 3g	金钱草 30g	牛膝 10g
虎杖 30g	小茴香 10g	土茯苓 30g	荆芥 6g
菖蒲 6g	血余炭 10g	赤白芍各 20g	甘草 10g

7剂。

龙胆泻肝丸、香砂枳术丸各20袋，早晚各1袋。

1989年8月14日，二诊：

小腹左侧上下作痛。小便黄。脉弦，舌苔白。

川楝子 10g	柴胡 10g	桔梗 10g	大金钱草 30g
鸡内金 10g	青皮 10g	枳壳 10g	虎杖 15g
海金沙 10g	紫菀 10g	败酱 10g	苡米 30g
丹皮 12g	冬瓜仁 30g		

7剂。

【笺疏】 肾结石的西医诊断对明确本案病例的理法方药具有重要参考价值。尿路结石是尿液中有机物或无机物析出结晶而成；用中医学的眼光看，尿结石是由水湿热凝结形成。所以治尿结石宜清热利湿散结。清热利湿既有可能促进结石的排除，亦有可能通过改变尿液的性状，让结晶物慢慢溶解而逐渐消除。清利湿热的药物应该还有预防结石的作用。本病例脉沉，苔白，舌质淡，这是正气虚弱的表现。所以师父诊断为"肾虚湿热"，虚实夹杂。由于腰痛为主诉，故宜先治其实。处方重用金钱草、虎杖、土茯苓各30g清利湿热，散结通淋。用赤白芍各20g，从中医的角度讲，既是为了缓急止痛，也是为了利尿祛湿，凉血止血。从西医的角度讲，赤白芍能舒张、扩张输尿管平滑肌。牛膝、冬葵子有通利前后二阴的功能。用少量荆芥、麻黄宣肺，以治水之上源。用小茴香、菖蒲、血余炭、甘草的目的是理下焦之气，通利水道，并止出血。在处汤药的同时，师父再处以龙胆泻肝丸、香砂枳术丸两种成药，一以清利肝胆湿热，一以理气去湿。待湿热减少或基本清除之后，再议补肾。

二诊时犹有小腹左侧上下作痛，故仍守清热利湿、通淋消石之法，用金钱草、海金沙、鸡内金、虎杖、冬瓜仁，并从薏苡附子败酱散中借来薏苡仁、败酱草二物，更用川楝子、柴胡、桔梗、枳壳、青皮、紫菀，以疏通水道，清利湿热，理下焦肝肾之气。不再用血余炭、赤白芍，改用一味牡丹皮清热凉血，止血活血。

王某，女，59岁。1988年9月5日，初诊：

经行腹痛甚剧。排尿时尿道疼痛，排尿不畅。脉沉滑，舌质红，苔水滑。结合沉滑之脉观之，证为阴中伏热，恐非虚寒之证。

当归 15g	贝母 12g	苦参 10g	茯苓 30g
半枝莲 15g	苍术 9g	黄柏 9g	泽泻 15g
猪苓 15g	滑石 12g	栀子 10g	竹叶 10g

柴胡 10g　　　　　龙胆草 10g　　　　　车前子 10g

6 剂。

1988 年 9 月 12 日，二诊：

服药诸症皆佳。效不更方。

守方 6 剂。

【笺疏】虽然有痛经病情，但患者就诊时并非行经之时，并无腹痛，而以排尿时尿道疼痛、排尿不畅为主诉。排尿不畅，尿道疼痛，显然属于水道不利，治之当疏通水道。《金匮要略》曰："夫诸病在脏，欲攻之，当随其所得而攻之。如渴者，与猪苓汤，余皆仿此。"《金匮要略》这里所说的"脏"指内脏，包括腑。攻指泻邪的方法。该条文的意思是说在应用祛邪方法治疗疾病时，要注意两种及两种以上病邪夹杂，有针对性地用药。

故对于本案病例的治疗，在疏通水道的同时，需要考虑是否有兼夹病机。如果兼肝气郁滞，治当同时疏肝。如果兼热邪相结，治当同时清热。如果兼肾阳虚有寒，治当同时温补肾阳。本病例见苔水滑，这是水饮之象。脉沉滑，舌质红，说明同时还存在内热。故师父曰："结合沉滑之脉观之，证为阴中伏热，恐非虚寒之证。"处方用《金匮要略》治疗湿热小便不利之当归贝母苦参丸，变丸剂为汤剂。再合治疗下焦湿热之二妙散，并从治疗下焦湿热之龙胆泻肝汤借来龙胆草、柴胡、栀子、车前子、泽泻等物，以清利下焦湿热，强力疏通水道，清利湿热。更加半枝莲、滑石清热解毒，利尿通窍。药后收效明显；于是效不更方，续处原方 6 剂。

池某，男，成年。1989 年 4 月 24 日，初诊：

不欲饮水，尿少，舌红少苔，脉沉。太阳经水气不化。用五苓散。

茯苓 30g　　　　　猪苓 15g　　　　　泽泻 15g　　　　　白术 10g

桂枝 10g　　　　　枳壳 10g　　　　　生姜 10g

7 剂。

【笺疏】本病例少尿，如果患者身体没有失水情况，饮食量也基本正常，那就肯定存在水液停蓄的病机。水液停蓄，故患者不欲饮水，脉见沉象；以脉沉主水。舌红少苔主阴虚。所以本病例看起来似乎属于少阴病阴虚水热互结的猪苓汤证。可是为何师父断曰太阳经水气不化，用五苓散？唯一可能的解释是在舌红少苔之外，还有若干寒水之象，并不见内热特征。五苓散与猪苓汤都有利尿功能，但五苓散用桂枝，桂枝辛温化气行水，所以在内伤杂病，它的主要适应证是寒水停蓄。猪苓汤用芍药，芍药酸寒育阴利水，所以它的主要适应证是水热停蓄。本病例虽然见舌红少苔，如果其面清目清，手足不温，口淡不渴，脉沉而不数，那就属于"太阳经水气不化"，而非水热互结。故处方用五苓散，重用茯苓利水。之所以更加枳壳行气，是考虑到行气可以促进利水。除此以外，师父可能还同时考虑到脉沉亦反映气郁。最后加生姜一味，也说明本证的性质是水寒停蓄。口不渴是水饮影响到胃的表现，生姜能散胃中水饮。

浮 肿

李某，女，40岁，住怀柔。1988年6月13日，初诊：

下肢浮肿半年余。半年来下肢浮肿，右腿疼痛，小便尚利，带下量多色白。蛋白（+），浮肿原因待查。脉弦苔白。证属气血不和。

桂枝 12g	海桐皮 12g	片姜黄 12g	苍术 10g
白术 10g	防己 14g	生石膏 30g	杏仁 10g
通草 10g	滑石 12g	云苓皮 30g	蚕沙 10g 包煎
石见穿 10g	丝瓜络 10g	苦参 10g	黄柏 10g
枳壳 10g			

6剂。

1988年7月4日，二诊：

肢肿减轻，白带减少，腿肩痛减。

桂枝 12g	海桐皮 12g	防己 14g	川芎 10g
丝瓜络 10g	炒枳壳 10g	杏仁 10g	通草 10g
滑石 10g	薏米 30g	蚕沙 10g 包煎	茯苓皮 20g
苍术 10g	生石膏 20g	片姜黄 12g	

7剂。

1988年7月11日，三诊：

诸症减轻。

上方生石膏增量为30g，加红花10g、炒山甲10g。

7剂。

1988年7月18日，四诊：

上方加木通10g、木瓜10g、槟榔10g、葛根12g。

7剂。

【笺疏】本案病例的水湿特征很突出：下肢浮肿、带下量多。然从病历文字看，热象并不明显。可是为什么处方用了较多的清热除湿之品？本案病例热象虽然并不明显，但是也没有明显的寒象。由于痹证之因多为湿热；按照无寒证者即热的逻辑，师父判断其病机为水湿热痹阻。故确定利水消肿、清热利湿的治法，用吴鞠通加减木防己汤为基本方，更加大队的利湿祛风、清热止痛的药物，如茯苓皮、二术、枳壳利水祛湿、理气消肿，海桐皮、石见穿、片姜黄、丝瓜络、滑石、蚕沙、苦参、黄柏，以祛湿祛风，清热止痛。二诊时肢肿减轻，白带减少，腿肩痛减，故守方微调，去白术、石见穿、苦参、黄柏，加川芎、薏苡仁，并对石膏等药味进行适当减量处理。三诊时病情进一步减轻，故仍守上方。或许又见热气有所增加，故将生石膏的用量复增至30g，并根据"久病入络"的规律，更加红花、穿山甲活血通络。或许因为四诊时未见到进一步的疗效，故四诊处方更加木通、木瓜、槟榔、葛根除湿通络。

沈某，男，29岁。1987年7月6日，初诊：

双踝浮肿二年，劳累后加重，检查原因未明。舌红，苔薄白，脉沉弦。风寒湿阻络（"绕踝风"）。治拟利水消肿补肾法。

生黄芪 30g	当归 20g	赤小豆 15g	麻黄 4g
杏仁 10g	甘草 10g	车前子 30g^{包煎}	熟地 12g

6剂。

1987年7月13日，二诊：

双踝浮肿基本同前，按之窅然不起，溲尚调，纳可。舌淡苔白，脉沉。

茯苓 40g	白术 12g	泽泻 15g	猪苓 20g
桂枝 10g	牛膝 10g	车前子 10g^{包煎}	枳壳 10g
桔梗 10g	薏米 30g	杏仁 10g	通草 10g
滑石 10g			

6剂。

1987年7月20日，三诊：

双踝肿胀，过劳加重。舌质红，苔少，脉沉弦。清热渗湿。

滑石 20g^{打碎}	甘草 10g	双花 15g	薏米 20g
车前子 40g^{包煎}	炒白术 40g	茯苓 30g	竹叶 10g

10剂。

1987年8月10日，四诊：

足踝肿胀略减，以午后为甚，二便尚调，脉沉。

当归 12g	茵陈 12g	白术 10g	茯苓 30g

泽泻 15g	猪苓 20g	羌活 3g	防风 6g
党参 6g	升麻 2g	炙草 6g	苦参 10g
知母 6g	葛根 10g	苍术 10g	防己 10g
木通 10g	黄芩 3g		

6 剂。

1987 年 8 月 17 日，五诊：

两踝浮肿，易疲倦，易出汗，喜冷饮。舌质红。

防己 10g	生黄芪 20g	桂枝 10g	白术 10g
茯苓 10g	木瓜 10g	泽泻 10g	车前子 10g
石韦 15g	滑石 10g^{包煎}		

1987 年 8 月 24 日，六诊：

踝肿、脉沉，病情基本同前。小便量少，苔白。

附子 10g	白术 12g	白芍 12g	茯苓 30g
生姜 10g	桂枝 3g	牛膝 10g	

4 剂，间日 1 剂。

1987 年 8 月 31 日，七诊：

踝肿已减，仍劳则加重，汗多。

生黄芪 20g	车前子 10g^{包煎}	附子 10g	白术 10g
白芍 10g	茯苓 30g	生姜 10g	牛膝 10g

6 剂。

【笺疏】本案病例双踝浮肿两年，症状于劳累后加重。浮肿为水，有水为实；劳则气耗，劳累后症状加重为虚。据此可以判断为正虚邪实之证。邪实者为风寒湿阻络，正虚者为气血不足。苔薄白，脉沉弦，虽然舌红，亦诊断为风寒湿证。故"治拟利水消肿补肾法"，处方重用生黄芪 30g，并以车前子 30g、赤小豆 15g 佐之，以利水消肿。用麻黄、杏仁辛温散寒，宣肺利水，以治水之上源。麻黄之用量之所以较小，其一是因为时当夏日，其二是因为浮肿不在身半以上。在利水消肿的同时，更用当归养血，用熟地黄补肾，目的是配合黄芪补益气血，扶助正气。当归的用量较平常稍大，其目的是强化通络之药力。

二诊时双踝浮肿基本同前，按之窅然不起，舌淡苔白，脉沉。此水饮停聚之病，虽无小溲不利，也要化气行水。故改用五苓散为底方，重用茯苓 40g，另从济生肾气丸借得牛膝、车前子二物，以加强利水之力。加枳壳、桔梗一降一升，以调畅气机。时当夏日，湿气当令；湿伤于下。故更从三仁汤借得薏苡仁、杏仁、通草、滑石四物，以治水湿之气。

三诊时似乎踝肿依旧。由于见舌红，苔少，故稍稍改变治疗方向，着力清热渗湿，且加重利尿消肿诸药的用量：车前子40g、白术40g、茯苓30g、滑石20g、薏苡仁20g、竹叶10g。如此用药，足踝肿胀也仅仅略有减轻。四诊时转方用治疗湿热脚气的当归拈痛汤，清利湿热，兼以益气养血。五诊时似乎踝肿有所减轻，易疲倦，易出汗，喜冷饮，舌质红，转方用《金匮要略》治疗皮水的防己茯苓汤为底方，去甘草，以苓桂、黄芪、防己化气行水，加白术、木瓜、泽泻、车前子、石韦、滑石利尿消肿。六诊时仍然足踝肿胀未见明显减轻，小便量少，苔白，脉沉，故再次改变治疗方向，转方用真武汤加桂枝、牛膝温阳行水。六诊处方药量虽轻，且间日1剂，踝肿却得到明显减轻。水为阴邪，原来还需温化！故七诊仍守温阳利水方法，继续用真武汤。由于劳则病证加重，且有汗多，故加黄芪益气利水，另外再加车前子、牛膝消肿。

乔某，女，42岁。1988年1月4日，初诊：

1年来腰痛，肢肿，蛋白尿阳性反复不愈。近检尿蛋白（++），劳累后症状加重。易感冒，纳食尚可。梦多，下肢麻木，经带尚调。舌淡苔腻，脉沉弦。

当归12g	茵陈12g	云苓30g	泽泻15g
猪苓20g	白术10g	防己10g	党参9g
升麻2g	黄芩6g	炙草6g	苦参10g
知母9g	葛根10g	苍术10g	黄柏9g
半枝莲15g	羌活4g		

6剂，水煎服。

1988年1月11日，二诊：

肢肿，小便不利，下肢麻木。

当归15g	生芪15g	茵陈12g	防己12g
白术10g	云苓20g	猪苓20g	泽泻15g
升麻3g	苍术10g	黄柏6g	苦参10g
知母10g	葛根12g	党参10g	半枝莲15g

6剂，水煎服。

1988年1月18日，三诊：

肢肿，溲少且黄，失眠，心烦，急躁。脉沉，舌尖红，苔腻。

生黄芪20g	当归尾20g	赤芍10g	地龙10g

穿山甲 15g	宣木瓜 10g	云苓 20g	薏仁 30g
汉防己 10g	焦槟榔 10g	甘草 6g	滑石 20g
川牛膝 15g	羌活 3g	杏仁 6g	

6 剂，水煎服。

1988 年 1 月 25 日，四诊：

腿肿渐消，麻木减轻。目灼热，舌尖红。

当归 12g	茵陈 15g	防己 12g	木通 10g
龙胆草 10g	黄柏 10g	知母 10g	苦参 10g
苍术 10g	云苓 16g	泽泻 12g	黄芩 6g
葛根 12g			

6 剂，水煎服。

1988 年 2 月 1 日，五诊：

感冒引起，腿肿厉害，咳嗽，尿少。

麻黄 5g	半夏 12g	生姜 12g	炙甘草 3g
大枣 7 枚	生石膏 20g	苍术 10g	茯苓皮 30g
薏米 16g			

4 剂，水煎服。

1988 年 2 月 9 日，六诊：

腿肿渐消，咳嗽好转。

| 云苓 30g | 猪苓 15g | 泽泻 15g | 白术 10g |
| 桂枝 10g | 黄芪 12g | 防己 10g | 半枝莲 15g |

12 剂，水煎服。

1988 年 2 月 22 日，七诊：

尿少，浮肿，咳嗽愈，下肢肿甚。

| 麻黄 5g | 生姜 12g | 生石膏 30g 先煎 | 薏米 20g |
| 苍术 10g | 炙草 3g | 大枣 6 枚 | 云苓 30g |

7 剂，水煎服。

1988 年 2 月 29 日，八诊：

左腿麻，日中见轻。

| 生姜 9g | 红枣 5 枚 | 防己 12g | 白术 10g |
| 生黄芪 12g | 茯苓皮 30g | | |

6 剂，水煎服。

1988 年 3 月 7 日，九诊：

腿麻好转。

防己 14g	白术 10g	茯苓 40g	生姜 10g
炙甘草 3g	黄芪 18g	大枣 7 枚	

6 剂，水煎服。

1988 年 3 月 14 日，十诊：

腿麻，手足肿胀，尿少，脉沉。

茯苓皮 30g	五加皮 10g	桑白皮 9g	冬瓜皮 30g
防己 14g	生姜皮 6g	大腹皮 9g	车前子 15g^{包煎}
黄芪 20g	桂枝 10g		

7 剂，水煎服。

1988 年 4 月 18 日，十一诊：

防己 15g	白术 12g	生姜 10g	茯苓皮 30g
泽泻 15g	桂枝 10g	牛膝 10g	木瓜 10g
车前子 10g	薏米 30g	黄芪 10g	

6 剂，水煎服。

1988 年 4 月 25 日，十二诊：

当归 12g	茵陈 12g	茯苓 30g	泽泻 12g
猪苓 15g	白术 10g	防己 10g	党参 6g
升麻 2g	黄芩 3g	苍术 10g	黄柏 10g
苦参 10g	知母 10g	葛根 10g	

6 剂，水煎服。

1988 年 5 月 2 日，十三诊：

腿肿，尿黄而少，尿蛋白（++++）。

防己 12g	泽泻 15g	白术 10g	车前子 10g
牛膝 10g	苍术 10g	茯苓 30g	猪苓 15g
草薢 10g	木瓜 10g	黄芪 15g	黄柏 6g

6 剂，水煎服。

1988 年 5 月 16 日，十四诊：

苍术 10g	白术 10g	羌活 6g	独活 6g
当归 10g	白芍 10g	知母 10g	黄柏 10g
木瓜 10g	牛膝 10g	防己 12g	木通 10g

槟榔 10g　　　　枳壳 6g

7 剂，水煎服。

1988 年 5 月 30 日，十五诊：

腿痛麻木大减，唯脚麻痛同前。

当归 12g	茵陈 10g	云苓 30g	猪苓 15g
泽泻 15g	白术 10g	苍术 10g	党参 9g
知母 9g	黄柏 9g	苦参 9g	葛根 10g
防己 12g	羌活 3g	炙草 6g	黄芩 3g

升麻 2g

6 剂，水煎服。

1988 年 6 月 13 日，十六诊：

腿麻消失，胫仍肿，脉沉，苔水。

桂枝 10g	茯苓 40g	猪苓 15g	泽泻 15g
白术 10g	杏仁 10g	通草 10g	滑石 12g

薏米 20g

12 剂，水煎服。

【笺疏】腰痛、胫肿、下肢麻木、苔腻，这些都是水湿之证。尿液中蛋白较多时，尿液的外观会比较混浊，泡沫多。结合起来看，此属于湿热痹阻于腰腿和下焦。劳累后症状加重、容易感冒，这说明患者的正气是虚弱的。湿热兼正气虚弱，师父常用李东垣当归拈痛汤化裁。此证在《医宗金鉴》被称为"虚湿热"。根据师父的临床经验，下肢麻木是应用当归拈痛汤的一个重要指征。胫肿，故茯苓、猪苓、泽泻、二术的用量较大。李东垣原方黄芩用量较大；本案黄芩用量虽然较小，但增用黄柏 9g，半枝莲 15g。研究表明，半枝莲具有较好的抗炎及免疫抑制作用，常被用于慢性肾病的治疗。

二诊时仍然肢肿，小便不利，下肢麻木。故守方仍用当归拈痛汤，增减药味或药量；其中增用黄芪 15g。人们已经认识到，黄芪对各种慢性肾病具有肯定的治疗作用。而且黄芪还有治疗肢体麻木的功能，如张仲景对风痹即以黄芪桂枝五物汤治之。

服药 12 剂后，仍肢体浮肿，尿少且黄，失眠，心烦，性急躁，舌尖红。这显示水湿热痹阻比较严重。在连续看诊两次，服药 12 剂而未收到明显效果的情况下，可以考虑其病变不仅在于气分，也很有可能影响到了血分，存在络脉瘀阻的病变。故转用活血化瘀、搜剔通络之法，以当归尾、赤芍、地龙、穿山甲、牛膝活血通络；不专治水，兼治瘀血。由于毕竟存在水肿，故仍用黄芪、茯苓、薏苡仁、滑石、槟榔、防己、木瓜等利水消肿，清利湿热。患者服药后，腿肿渐消，麻木减轻。然患者目灼热，舌尖红，说明湿热痹阻，扩散至肝经，故第四诊仍用师父惯用的当归拈痛汤化裁，加龙胆草、黄柏以清泻肝经湿热。

五诊时患者新感外邪，不仅出现咳嗽，而且因为肺卫受邪，肺失宣肃，腿肿加重，尿量减少。于是处方以《金匮要略》越婢加术汤治其肿，越婢加半夏汤治其咳。由于属于新病，故只处4剂。药后腿肿渐消，咳嗽减轻。新病已去，故第六诊仍回头继续治水，用五苓散为主方，并从《金匮要略》治"风湿，脉浮身重、汗出恶风者"的防己黄芪汤中取来黄芪、防己二物，以加强利水祛湿的药力。此时处方中又出现了半枝莲。半枝莲为唇形科黄芩属植物，味辛而平，具有清热解毒、活血止血作用，可用于吐血衄血、赤白下痢、咽喉肿痛、疔疮肿毒、癌症等病证。人们已经观察到半枝莲具有抗炎、免疫抑制等功能，故临床亦常用半枝莲治疗各种自体免疫性疾病。将本品用于自体免疫性肾病的治疗时，能够产生尿蛋白下降、浮肿减轻的疗效。本案处方用半枝莲即是这一经验的应用。

第七诊时，仍然尿少，浮肿，下肢水肿尤甚。故处方仍然重点治其水肿，用《金匮要略》越婢加术汤为基本方。该方宣发肺气，通调水道，对头面上身浮肿的疗效较好。本案下肢肿甚，故加薏苡仁20g、茯苓30g利水消肿，以补其方之未备。方中麻黄用量甚小，愚意以为可以适当加量，更好的疗效可期。

第八诊病历仅有"左腿麻，日中见轻"寥寥数字记载，未提及浮肿，想必第七诊处方产生了显著疗效。患者以左腿麻为病苦，腿麻于日中见轻。我们知道风邪中于肢体可导致肢体麻木。另有俗语说"气虚则麻，血虚则木"，可见气血虚弱也是肢体麻木的常见病机。大概人们都曾有这样的体验，即肢体在被压迫时产生麻木的感觉，其道理就是因为压迫导致肢体气血供应不足。本案腿麻的主要病机是局部组织水肿，水肿时局部组织压力增大，由此导致局部组织供血减少，气血不足，于是也会产生麻木。麻木在中午减轻，其道理也是因为日中阳气旺盛，身体组织与血管扩张、松弛，局部的压力随之减轻。

对于这由水肿导致的腿麻，采用利水消肿的方法以减轻局部压力，即可以达到消除麻木的疗效。于是处方用《金匮要略》治疗水气的药方防己茯苓汤，重用茯苓皮30g，以生姜易桂枝。去甘草者，虑其增加水湿。但处方中仍增用甘缓的大枣5枚，我揣度其意大概是为了健脾制水。另外，愚意以为处方虽然可以加生姜，然而不必去桂枝。由于黄芪具有良好的利水消肿、散风治痹的功能，正适合治疗水肿且肌肤麻木的病证，故黄芪的用量可以增大。药后腿麻好转。

第九诊守前方，适当增加黄芪、茯苓、防己、生姜、大枣诸药的用量。我们常说效不更方；而由此看来，有时候我们既需要效不更方，有时候我们也需要效即更方，有时候我们还需要效即增量。上诊处方去掉甘草，本次处方还（huán）用甘草，不过也仅仅只用3g。我揣度师父的意思是既要进一步发力治水，也要对诸治水药物加以监制。

服药6剂，腿麻仍在，手足肿胀，尿少，脉沉，未见显效。治水而水肿未减，这说明仍然需要治水。故转方采用治水之经典名方五皮饮作为基本方，仍加桂枝，与茯苓配伍以化气行水。再加黄芪、防己之后，处方即具备防己茯苓汤的要素。更加车前子，无非是为了加强利水消肿的药力。

第十一诊与第十诊相隔近1个月时间，未知是何原因。不过我猜测存在一种可能，那就是患者服药后，病情得到明显好转。从第十诊的处方五皮饮合防己茯苓汤及诸药味的用量看来，我认为这种可能性是很大的。也正因为如此，故第十诊病历未记录病情。不过从第十一诊的处方看，就诊时应该仍有浮肿，不过浮肿的程度比较轻。于是仍然治其水肿，用防己茯苓汤合防己黄芪汤，另加牛膝、车前子、木瓜、薏苡仁，以增强利水消肿的力量。不用甘草、大枣，当然也是为了避免二物对利水消肿有妨碍。

第十二诊病历仍未记录病情，处方为当归拈痛汤加黄柏，主要目的是清热利水，除湿消肿，故其中茯苓的用量最大。笔者认为，既然选择当归拈痛汤，故病证应该见有一些湿热现象，但大概没有身体疼痛，故处方没有用羌活。

第十三诊病历记载"腿肿，尿黄而少，尿蛋白（++++）"。如前所述，尿中蛋白较多时，尿液的外观会比较混浊，泡沫多，结合色、脉及舌象，可以判断为湿热证。故处方仍然采用清热利水、除湿消肿的治法。其中萆薢能分别清浊，黄芪利水消肿，对肾病蛋白尿具有很强的针对性。第十四诊由治疗湿热虚证的当归拈痛汤过渡到治疗湿热实证的加味苍柏散，第十五诊又回到当归拈痛汤。至第十六诊，腿麻消失，仍有胫肿，脉沉，苔水滑，故再次回到化气行水的五苓散，茯苓用40g，另加杏仁宣肺，加通草、滑石、薏苡仁强利水消肿的药力。

本案前后共十六诊，历时约半年，始终不离利水消肿治法，时时清热除湿，偶用活血通络，最突出的一大特点是"随证治之"。愚意以为历次处方似乎皆着重于治水肿之标，而非治水肿之源。从长时间各方面文献看，慢性肾病的治疗难度很大，需要深入研究，用心探索，寻求突破。

马某，男，10 岁。1987 年 8 月 24 日，初诊：

紫癜肾半年余。颜面虚浮，腹胀，便溏，小便尚利，身倦乏力。激素已服三月，每日半片。时呃逆，易外感。1987 年 8 月 18 日尿液检查结果：尿蛋白（＋），颗粒管型偶见，白细胞偶见，红细胞 1 ～ 3。舌红，苔白，部分剥落；脉滑。

| 猪苓 15g | 茯苓 20g | 滑石 15g^{打碎} | 阿胶 10g^{烊化} |
| 泽泻 12g | 三七 3g | | |

6 剂，水煎服。

【笺疏】舌红，苔白，部分剥脱，此为阴虚内热之象。面肿，便溏，此为水湿之证。肾主水，故肾病多出现水液排泄障碍。腹胀、身倦乏力与水湿停聚有关。阴虚水停，治之宜滋阴清热利水，经方猪苓汤最为的对之方。由于尿中出现红细胞，故少加三七止血。我临床总是采用三七粉冲服的方法，用量为 3g～6g/ 日，分两次服用。

张某，女，49 岁。1987 年 10 月 26 日，初诊：

慢性肾炎，腰痛、浮肿 8 年余。8 年来下肢浮肿，腰痛，小便不利，畏寒，大便偏干。

茯苓 40g	泽泻 15g	桑皮 10g	木香 10g
木瓜 10g	砂仁 10g	陈皮 10g	白术 10g
苏叶 10g	大腹皮 10g	槟榔 10g	麦冬 20g

6 剂，水煎服。

【笺疏】肾主水，肾病则水液排泄障碍，可能出现浮肿、小便不利的症状。腰为肾之府，水邪聚于腰则腰痛。水病者常见大便不实，而本案病例大便偏干，此为非常状态。究其机制，身体里的水液虽然偏多，但过多的水液只偏聚于一处，尚未漫至肠道，故肠道不湿。恶寒者，水停致气郁故也。水肿以下肢为甚，治之当利尿消肿，处方用五苓散合五皮饮化裁，重用茯苓 40g。大便偏干，故不用桂枝；《伤寒论》治风湿病的桂枝去桂加白术汤就是这种用法。用麦冬润肠。水停气滞，故加木香、砂仁、苏叶、木瓜行气祛湿，以促进水液流行。处方未用猪苓，我意或许与已经用茯苓 40g 有关，亦或仿《金匮要略》当归芍药散但用茯苓、白术、泽泻三物，而不用猪苓之意。恶寒由于阳郁而非阳虚，故不用温阳药物；水去而阳气自然得到伸展。

彭某，男，77 岁。1986 年 9 月 15 日，初诊：

心肾两虚，周身浮肿，腹胀，咳血。脉来间歇。此证预后不良。姑以补心气、崇脾利水为法。

茯苓 30g	白术 10g	人参 9g	木瓜 6g
炙草 9g	木香 4g	草蔻 6g	干姜 4g
附子 4g	大腹皮 9g	厚朴 6g	车前子 6g

6 剂。

【笺疏】患者年过七旬，周身浮肿，脉来间歇，师父断言"预后不良"，笔者估计还有望诊方面的依据；面部望诊一定可见神弱甚至无神状态。腹胀者脾病，"咳血"者肺病，脉间歇者心病，周身浮肿者肾病。虽知预后不良，亦不可不予处方。故"姑以补心气、崇脾利水为法"，用实脾饮化裁。实脾饮出自《严氏济生方》，其药物组成有白术、厚朴、木瓜、木香、草果、大腹子、茯苓、干姜、炮附子、炙甘草、生姜、大枣，为治疗脾虚水肿的常用方。本案处方加人参补五脏气，重用茯苓利水，易大腹子（槟榔）为大腹皮，易草果为草豆蔻，另加车前子。处方有一个鲜明的特点，即药量较小。一般医生可能会认为对于病情严重的病例，药量宜大不宜小。但是本案病例病情虽重，但五脏皆虚，不能耐受大量药物。另外既然预后不良，难以回天，大量用药也无济于事。老医生常常平稳，不像年轻医生往往孟浪，于此可见一斑。

杨某，女，44 岁。1987 年 11 月 16 日，初诊：

胁胀、周身浮肿二三年，时消时起，大便干，经带量多。苔黄腻，舌质红，脉弦。

苍术 10g	厚朴 15g	大腹皮 10g	茵陈 12g
茯苓 40g	冬瓜皮 30g	桑皮 9g	泽泻 12g
半枝莲 15g	白蔻 9g^{打碎}	枳壳 9g	抽葫芦 9g
通草 9g	滑石 10g^{打碎}	大黄 3g	

6 剂。

1987 年 11 月 23 日，二诊：

身肿胀诸症悉减，皮疹多，大便仍干，脉弦，苔腻。

| 苍术 10g | 陈皮 10g | 厚朴 15g | 茯苓 50g |

猪苓 20g	泽泻 15g	抽葫芦 10g	郁金 10g
通草 10g	杏仁 10g	薏米 15g	白蔻仁 9g^{打碎}
冬瓜皮 30g	大黄 4g	茵陈 12g	大腹皮 10g

6 剂。

1987 年 12 月 14 日,三诊:

药后诸症继减,近日停药后证情略见反复。大便仍干,溲可,苔黄腻,食后腹胀甚。

大黄 5g	厚朴 15g	枳实 10g	香附 10g
郁金 10g	木香 10g	川芎 9g	苍术 9g
竹叶 10g	茯苓 20g		

3 剂,间日 1 剂。

1987 年 12 月 21 日,四诊:

胁肋疼痛已减,大便不干,不欲食,溲黄,胸胀,口苦,面肿。

柴胡 12g	黄芩 10g	半夏 12g	生姜 12g
苍术 10g	厚朴 12g	陈皮 10g	茯苓 40g
泽泻 15g			

6 剂。

1987 年 12 月 28 日,五诊:

面肿已退,口苦,胁肋时痛。

柴胡 14g	黄芩 10g	半夏 10g	生姜 10g
木香 10g	郁金 10g	香附 10g	神曲 10g
茯苓 16g			

6 剂。

【笺疏】本案为一危重病例,其人胁胀,周身浮肿,大便干,这反映气血不畅,肠道阻塞,水液停蓄且泛滥。故治疗方向应当是一个"通"字。不过同时又见有经带量多,这个症状是不是反映气虚不摄、气血不足?如果气虚不摄,气血不足,那就不得用通法,而应当收而补之。到底应该如何治疗,这就要看舌脉了。舌苔黄腻,邪实也。舌质红,热也。脉弦,郁也。由此可见,带下量多并非气虚不摄,而是水湿泛滥的一种表现。月经量多为热迫血溢。不过这里需要明白的是,其月经量只是经期血量多,非经期并无出血。从处方并不着重凉血止血看来,患者就诊时应该不在经期。所以治疗的重点是利水消肿。气行则水行,气滞则水停。师父治水肿不会一味利水,他在利水的同时,常常配合应用理气药味,如木香、枳壳、厚朴、陈皮、香附、柴胡等。本案病例常有胁肋胀痛，故处方中亦每用活血通络之品，如川芎、郁金。舌红，苔黄腻，所以用药宜清凉，而不宜温热。大便不通畅时，师父酌用小承气汤疏通肠道。病情减轻以后，用药亦随之减味、减量。

月 经

王某，女，25 岁。1987 年 3 月 9 日，初诊：

经前少腹疼痛。胸闷气短，善太息。

柴胡 12g	枳实 12g	白芍 10g	甘草 6g
丹皮 12g	元胡 10g	乌药 10g	刘寄奴 10g
当归 10g	三棱 4g	莪术 4g	官桂 4g
生地 6g			

6 剂，水煎服。

【笺疏】痛经为血分相关病证，其病机或为血瘀血滞，或为血虚。若为血虚，疼痛多出现在行经之时，或在行经之后。若为血瘀血滞，疼痛常出现在行经之前；待经血通畅则减。本案为行经前少腹疼痛，这高度提示为血瘀血滞。胸闷气短、喜太息者，肝气不舒也。肝藏血，主疏泄。由此可见本案痛经与肝气郁滞密切相关。故处方用四逆散疏肝理气，另用当归、牡丹皮、延胡索、乌药、刘寄奴、三棱、莪术、官桂、生地黄活血行气，化瘀止痛。生地黄仅用 6g，又用肉桂 4g，可能是考虑到本案病证并无热证，或略显寒象。

某，苔薄白。脾虚肝木不调。用当归芍药散。

当归 12g	白术 30g	泽兰 10g	白芍 20g
泽泻 15g	川芎 10g	茯苓 20g	

7 剂。

【笺疏】本案病例的病机及临床表现与前案大致相同，既有气病，也有血病。气病者白带量多，血病者少腹疼痛。月经来潮前腹痛，脉沉略滑，治宜通之。处方用当归芍药散，芍药用量较前案略小。这是斟酌病情，随证定量的做法。师父临床喜用《金匮要略》当归芍药散。谈到这首经方，还有一段有趣的故事。师父由大连来北京行医，曾经得到四大名医之一的萧龙友先生的爱护和提携。杏园金方医院建院之初，师父应邀在院出诊，萧龙友先生的孙女肖承宗老师也应邀在院出诊。一次肖承宗老师向师父请教妇科临床经方应用问题，师父首推当归芍药散。如果把该方与逍遥散、四物汤联系起来看，大抵就能明白它在妇科临床的重要性。

徐某，女，36 岁。1988 年 9 月 5 日，初诊：

经行腹痛甚剧。尿不畅，尿时窍中作痛，脉沉滑，舌质红，苔水滑。结合沉滑之脉观之，证为阴中伏热，恐非虚寒之证。

当归 15g	贝母 12g	苦参 10g	茯苓 30g
半枝莲 15g	苍术 9g	黄柏 9g	泽泻 15g
猪苓 15g	滑石 12g	栀子 10g	竹叶 10g
柴胡 10g	龙胆草 10g	车前子 10g	

6 剂。

1988 年 9 月 12 日，二诊：

服药诸症皆减。效不更方。

原方 6 剂。

【笺疏】本案病例经行腹痛，按理应该从血分论治，或养血补虚止痛，或活血通脉止痛。然本案病例在痛经以外，还见有小便不利、排尿时尿道疼痛的症状，这是气分病变的特点。脉沉滑，舌质红，苔水滑，此显示水道不利，下焦决渎失职。痛经只出现在经期，而小便不利、尿痛在平时亦有出现，且亦可能同时见腹痛。此时不当治血而当治气，宜用清利湿热、决渎下焦方法。故处方用《金匮要略》治小便不利的当归贝母苦参丸合龙胆泻肝汤、二妙散，以清利下焦湿热。师父考虑其药力犹有不足，故另加半枝莲、猪苓、滑石、竹叶诸物，以加强清热利湿的药力。二诊时见药效显著，效不更方，续处原方。

吕某，女，37 岁。1987 年 7 月 13 日，初诊：

半年来身倦乏力，精神萎靡，月经量多，白带量多，纳少，夜寐不宁，脉弦无力。

当归 10g	白芍 10g	半夏 12g	竹茹 12g
生姜 10g	炙草 10g	白术 30g	党参 12g
龙眼肉 10g	远志 10g	炒枣仁 15g	黄芪 10g
车前子 10g^{包煎}	柴胡 6g	香附 6g	川芎 6g
苍术 6g			

6 剂。

【笺疏】本案患者半年来身倦乏力，精神萎靡，纳少，脉弦无力，这显然是脾虚之证。月经量多，白带量多，此由脾虚不能固摄所致。夜寐不宁者，心脾两虚也。故处方用归脾汤两补心脾，养心安神，益气摄精。另加白芍敛阴养血，加柴胡升提阳气。重用白术健脾除湿止带，更加车前子、苍术助之。又加香附、川芎，以加强对气血的调理功能。之所以用半夏、竹茹、生姜三物，我认为该病例一定有恶心一症未予记录。

赵某，女，32 岁。1989 年 2 月 27 日，初诊：

体胖、舌腻、带多，湿盛也。汛事四月不至，血脉瘀也。脉沉亦为气郁之象。治以当归芍药汤缓图。

半夏 12g	白术 30g	泽泻 16g	白芍 16g
苍术 6g	橘红 10g	茯苓 20g	当归 10g
川芎 10g	桃仁 12g	红花 10g	

7 剂。

1989 年 3 月 6 日，二诊：

药后症状如前，月经仍未至。婚后六年，曾于二年前受孕一胎，孕六月流产，后再未孕育。既往月经不调，曾注射黄体酮后经行，量少色黑。

丹栀逍遥散加香附 10g、郁金 10g。

7 剂。

1989 年 3 月 13 日，三诊：

当归芍药散 7 剂。

桂枝茯苓丸 7 剂。

【笺疏】从临床表现看，湿盛、血瘀气滞为本案病例的两大核心病机。故处方以《金匮要略》当归芍药散为基础方，以利尿除湿，活血理气。加桃仁、红花，以增强活血化瘀的药力。加半夏、苍术、橘红，以增加除湿化痰的药力。患者服药后未见明显反应，月经仍未至，故仍守活血理气、利尿除湿治法，改用丹栀逍遥散加香附、郁金。香附、郁金能行气理血，是师父临床十分喜用的一个药对，于妇科疾病尤宜。三诊先用当归芍药散，随后改投桂枝茯苓丸，皆紧守活血化瘀、利尿除湿的治法。

罗某，女，25 岁。1986 年 12 月 1 日，初诊：

月经后错，少腹疼痛，胁胀，欲呕，咯痰。白带多。

青陈皮各 10g	栀子 10g	丹皮 12g	白芍 12g
云茯苓 15g	泽泻 12g	土贝母 6g	柴胡 10g
香附米 10g	佛手 12g		

6 剂。

【笺疏】月经后错，少腹疼痛，胁胀，此气滞血瘀之证。喜呕、咳痰，白带多，此痰湿内阻之证。故师父拟定活血、化湿的治法，以化肝煎为基本方。化肝煎见于明·张景岳《景岳全书·新方八阵》，其主要功能为泻火疏肝，清热凉血，主治"怒气伤肝，因而气逆动火，致为烦热、胁痛、胀满、动血等症"。处方在化肝煎的基础上，更加柴胡、香附、佛手、茯苓。以青陈皮、柴胡、香附、佛手疏肝行气，以牡丹皮、栀子、芍药清肝凉血，通络止痛；以茯苓、泽泻、土贝母清热祛湿。

唐某，女，37 岁。住白庙。1989 年 1 月 23 日，初诊：

由生气引起月经量少，淋沥不断。心烦，胸中憋闷不舒，不欲食。脉弦而滑，舌苔白腻。心肝气郁，月经不调，先治肝气。

柴胡 14g	香附 10g	郁金 10g	丹皮 10g
栀子 10g	茯苓 20g	当归 10g	白芍 10g
白术 10g	炙草 6g	薄荷 2g	煨姜 2g

7 剂。

1989 年 1 月 30 日，二诊：

药后诸症悉减，纳不香，夜寐梦多，健忘。脉弦舌质红。

柴胡 14g	黄芩 6g	半夏 12g	生姜 12g
竹茹 12g	茯苓 15g	陈皮 10g	丹皮 10g
栀子 10g	香附 10g	郁金 10g	当归 10g
白芍 10g			

12 剂。

【笺疏】月经漏下不止，经量少，临床所见这样的病证有虚实之别，或由于气郁血滞，或由于气虚血少。本案病例同时见有心烦、胸中憋闷、脉弦而滑、苔白腻的脉症，且患者说明由生气引起，则本案病例属于肝心郁滞之证。故师父拟定"先治肝气"的原则，处方用逍遥散为基本方。心烦者，因郁生热也。故加牡丹皮、栀子清郁热而除烦。更加师父治疗郁证喜用的对药香附、郁金以加强理气解郁功能。患者服药后诸症悉减。仍有纳谷不馨、夜寐多梦、脉弦舌红等症，故二诊仍守丹栀逍遥散法，另合"柴胡汤四味"，更加香附、郁金对药，以疏泄肝胆、理气行血。去白术者，以白术有致壅之嫌。

霍某，女，20岁。住怀柔。1988年7月18日，初诊：
以属天癸至之年，而月经未潮，余无所苦。建议作妇科检查。脉弦，舌薄白。肝气不舒可能，拟用逍遥散。

柴胡 10g	当归 10g	白芍 10g	坤草 10g
泽兰 10g	茯苓 15g	白术 10g	炙草 10g
薄荷 3g后下	生姜 3 片	香附 10g	

7 剂。

【笺疏】患女年二十而月经未至，人无所苦。师父以脉弦为主要依据，基于肝藏血、肝为女子先天的基础理论，判断可能为肝气不舒，故用逍遥散加香附疏肝理气，养血活血，更加益母草、泽兰活血通经。就笔者临床所见，女子到了二七年龄，天癸该至而未至，经水不来，其病因病机有多种。一种最主要的病机是肝肾不足、元气虚弱，治之当滋养肝肾，振奋元气，地黄丸、四物汤、保元汤或大补元煎皆可斟酌应用。

巩某，女，40岁。住赵全营。1988年12月26日，初诊：
月经愆期，行经腹痛，带下多，上腹部有气窜感。脉弦偏沉，舌苔白腻。湿热郁滞，肝胃气机不和。

苍术 10g	厚朴 15g	香附 10g	陈皮 10g
川楝 10g	大腹皮 10g	茵陈 15g	半夏 12g
生姜 12g	枳壳 10g	柴胡 12g	黄芩 9g
土茯苓 15g	茯苓 20g	青皮 10g	

12 剂。
1989年1月23日，二诊：
腹胀，带下，舌腻厚，脉沉弦。

苍术 10g	白术 10g	厚朴 15g	陈皮 10g
青皮 10g	川楝 12g	半夏 12g	生姜 12g
茯苓 30g	木香 10g	砂仁 10g	泽泻 15g
苦参 10g			

7 剂。

1989 年 1 月 29 日，三诊：

带下淋沥。

当归 10g	川芎 10g	泽泻 15g	车前子 10g
苦参 10g	白芍 15g	白术 40g	茯苓 20g
椿皮 12g	党参 10g		

12 剂。

【笺疏】脉弦偏沉主气郁，舌苔白腻主湿邪。故患者有月经愆期、痛经、上腹部气窜、带下量多等症。师父辨证为"湿热郁滞，肝胃气机不和"。判断热邪的依据，病历文字没有点出。处方用柴平煎化裁，以柴胡汤四味（柴、芩、姜、夏）疏肝清热，以平胃散除湿和胃，加香附、川楝子、枳壳、青皮四物，以加强处方的理气之力；加茵陈、大腹皮、土茯苓、茯苓四物，以加强处方的除湿之力。二诊守上法进退。三诊见带下量多上升为主要问题，故转方用《金匮要略》当归芍药散，以调经止带。其中白术重用至 40g，另加苦参清热除湿，更加椿皮收涩止带。

潘某，女，34 岁。住李各庄。1988 年 7 月 18 日，初诊：

月经愆期，白带亦多，两胁痞满。婚八载不孕。脉沉舌腻。肝郁脾虚，冲任不调。

柴胡 14g	栀子 10g	茯苓 30g	川楝 10g
丹皮 12g	白芍 12g	白术 12g	香附 10g
郁金 10g	牡蛎 20g	茺蔚子 10g	当归 10g
丹参 12g			

12 剂。

【笺疏】冲为血海，任主胞胎。月经愆期，血脉滞也；白带量多，湿下注也。故而脉沉、苔腻。两胁痞满也与血滞湿盛密切相关。婚后八载不孕，亦可能是由此病机所致。师父辨证为"肝郁脾虚，冲任不调"，处方用丹栀逍遥散为基本方，加川楝子、香附、郁金、茺蔚子、丹参理气行血，加牡蛎治两胁痞满。方中茯苓用量为 30g，而白术仅用 12g，旨在利尿除湿。张仲景每苓、术并用；苓、术是一组对药。如果用术而不用苓，则有壅塞之虞。本案患者两胁痞满，故不重用白术，以防壅滞。

剂某，女，38岁。1986年12月15日，初诊：

脐周及肩膀疼痛，月经提前，带下量多。

苍术 10g	厚朴 10g	陈皮 10g	白术 10g
桂枝 10g	云苓 30g	泽泻 12g	猪苓 15g
防己 10g	苦参 9g		

6剂。

【笺疏】经病在血，带病在气。然气血相关，气行则血行，气滞则血滞。本案病例带下量多，是由水湿内盛所致。而同时又见脐周及肩膀疼痛，这很可能是由湿阻气血导致。故处方用胃苓汤去甘草，加防己、苦参利尿除湿，蠲痹止带。

安某，女，42岁。住顺义。1990年2月19日，初诊：

脉弦偏沉，舌苔薄白。月经淋沥不止，头晕且痛，胸满憋气，大便不爽。肝胆火气交炽，冲任不调之证。拟疏肝理气清热为法。

柴胡 12g	栀子 10g	香附 10g	当归 10g
茯苓 15g	川芎 10g	白芍 12g	枳壳 10g
佛手 12g	丹皮 10g	紫菀 10g	香橼 10g

7剂。

【笺疏】脉弦沉主郁。胸闷憋气，大便不爽，此二症也是气郁的常见症状。头晕、头痛的寒热虚实性质欠明，各种不同性质的病机皆可引起。不过当头晕、头痛与胸闷憋气、大便不爽两个症状同时并见，且脉见沉弦的时候，则此头晕、头痛大概也是由肝气郁滞导致。"肝胆火气交炽，冲任不调"，故"拟疏肝理气清热为法"。在病历文字里未见到肝胆火热的诊断依据，应该是漏记。处方用丹栀逍遥散加川芎、枳壳、佛手、紫菀、香橼皮，以理气行滞，并清泻肝胆之火。

带 下

贾某，女，31 岁。1987 年 5 月 4 日，初诊：

白带量多，腰酸痛，头重，思睡，目不欲睁，纳可。脾虚湿热。

白术 30g	党参 10g	黄芪 10g	茯苓 15g
车前子 10g^{包煎}	柴胡 6g	当归 6g	白芍 6g
升麻 3g	炙草 9g	大枣 7 枚	生姜 3g
川芎 3g	蔓荆子 3g	羌活 3g	

6 剂。

1987 年 5 月 11 日，二诊：

头晕、头重减轻，带量减少，时呕。舌淡。

黄芪 12g	白术 16g	党参 10g	炙草 4g
黄柏 3g	柴胡 6g	川芎 3g	蔓荆子 3g
白芍 10g	当归 10g	升麻 2g	茯苓 15g
大枣 3 枚	生姜 3 片	陈皮 10g	

6 剂。

【笺疏】白带量多、腰酸痛，这是湿重的表现。湿气由何种病机产生？头重，神疲思睡，目不欲睁，这是脾气虚陷、清阳不升的表现，故知湿气由脾虚引起。师父断曰"脾虚湿热"，但在病历文字中，湿的征象明显，而热的征象并不明显，大概是因为师父未暇口述，所以抄方者未作记录。处方用补中益气汤为基本方，健脾益气，升阳除湿，重用白术健脾益气，除湿止带。加车前子、茯苓助力白术祛湿；加小剂量川芎、蔓荆子、羌活，助力柴胡、升麻升提阳气而利头目。另加一味白芍，目的是酸收止带，且防参、芪、草之壅滞。傅青主完带汤即用白芍酸收止带。我意陈皮似可不去。二诊时头晕、头重减轻，白带减少，效不更方，故仍守初诊处方，还用陈皮，去车前子，另加黄柏清热祛湿。

妊　娠

高某，女，34 岁。住后沙峪。1989 年 5 月 29 日，初诊：

妊娠四月，出现腹痛，胸时闷。舌偏红。脉弦滑无力。

保产无忧散 7 剂。

【笺疏】妊娠四月见腹痛，有胎动之忧。故用保产无忧散保胎。保产无忧散见《普济方》，其方的药物组成及各药用量为当归、川芎、白芍各二钱，木香一钱半，枳壳、乳香各三钱，血余炭二钱半。诸药制为粗末，每取二钱水煎服，日二服。师父变散剂为汤剂，用量随之有所增大，符合当今汤剂的习惯用法。

张某，女，23 岁，住顺义。1989 年 8 月 14 日，初诊：

脉滑，无力，舌苔略腻，月经 40 余天未潮。妊娠恶阻。脾胃气实，痰浊上逆。

半夏 12g	白术 10g	炙草 6g	陈皮 10g
黄芩 3g	生姜 12g	砂仁 10g	党参 6g
茯苓 12g			

7 剂。

【笺疏】正当生育旺年，夫妻同房，月经推迟十多天，脉滑，大抵可断定已孕。病历中写明妊娠恶阻，则患者有恶心或呕吐的症状。舌苔腻，说明胃腑有痰浊。故用六君子汤加砂仁、生姜和胃降逆，化痰止呕。产前宜凉，产后宜温。故另加黄芩清热保胎，苦降和胃。

乳 腺

郭某，女，31岁，住密云。1989年4月3日，初诊：

两乳胀疼1年余，头晕，夜寐多梦，心烦急躁，恶心。月经量少，经期迟延。二便尚可。脉弦细，舌质淡红，苔薄白。肝郁血虚。

柴胡 12g	当归 10g	白芍 15g	茯苓 12g
白术 10g	炙草 6g	生姜 15g	薄荷 3g^{后下}
丹皮 10g	栀子 10g	香附 10g	郁金 10g

7剂。

1989年4月17日，二诊：

腰痛，带下量较多。

桂枝 10g	白术 30g	茯苓 30g	泽泻 16g
猪苓 16g	独活 4g	木瓜 10g	牛膝 10g
防己 12g	薏米 12g	木通 10g	

7剂。

丹栀逍遥散

2剂。

【笺疏】肝经过两乳；肝藏血，为女子先天。肝主风；诸风掉眩皆属于肝。基于这样一些基础理论，故可判断两乳胀疼，头晕，心烦急躁，月经异常的病例为肝郁气滞、郁热扰神之证。月经量少，经期迟延，脉弦细，舌淡红，肝血虚也。师父辨证结果为"肝郁血虚"，处方用加味逍遥散加香附、郁金对药，以疏肝理气，补血养肝，清郁热而除烦。二诊见腰痛、带下量多，辨证为下焦水湿。水湿向外浸润，痹阻于腰则腰痛，下注于女子胞则白带量多。故处方用五苓散利尿渗湿，重用苓、术。更从加味苍柏散借来独活、木瓜、牛膝，从加减木防己汤借来防己、薏苡仁、木通，目的是加强处方的除湿蠲痹力量。考虑到初诊时的"肝郁血虚"病机，判断初诊时肝郁血虚的病证可能或多或少还存在，故仍处丹栀逍遥散2剂。

不孕不育

张某，女，22 岁，住密云。1988 年 11 月 21 日，初诊：

结婚三年之久，未怀孕。月经先期，少腹作痛，白带较多。脉沉，舌水滑。带脉水湿凝滞之证。

当归 12g	白芍 16g	泽泻 15g	香附 10g
佛手 12g	川芎 10g	茯苓 20g	白术 30g
郁金 10g	香橼 12g		

20 剂。

【笺疏】白带多，脉沉，舌水滑，据此可以确认为水湿之患。三年不孕，月经先期，少腹痛，则可以诊断为"带脉水湿凝滞之证"。冲为血海，任主胞胎，带脉主约束。带脉若发生病变，可能表现为腹胀满，腰脊痛，带下多等。本案病例冲任脉亦受水湿影响。故处方用《金匮要略》当归芍药散理血调经，利水祛湿。加香附、郁金对药理气活血，加佛手、香橼对药利水祛湿。

李某，男，26 岁。1987 年 2 月 23 日，初诊：

婚后三年未育，精子成活率低，睾丸冷，尿中白浊。

柴胡 12g	枳实 12g	白芍 12g	炙甘草 6g
龙胆草 9g	当归 9g	车前子 10g 包煎	木通 10g
泽泻 12g	云苓 12g	川楝 9g	

6 剂。

1989 年 2 月 28 日，二诊：

脉沉弦滑，苔白腻。溲浑浊转清，大便可，睾丸仍凉。

柴胡 12g	枳实 12g	白芍 12g	炙草 10g
龙胆草 10g	当归 10g	车前子 10g 包煎	木通 10g
泽泻 10g	云苓 12g		

6 剂。

【笺疏】男子不育，精子成活率低，睾丸冷，尿中白浊，看似精寒。而处方用四逆散疏肝理气，加川楝子助之。另从龙胆泻肝汤借得龙胆草、当归、车前子、木通、泽泻以清利肝经湿热，可知师父对本案病例的辨证结果为肝郁气滞、肝经湿热。肝经绕阴器，故精子成活率低、睾丸冷、尿中白浊与肝经有关，这个道理是成立的。尿中白浊与湿邪有关，这个道理也是成立的。但我们从病历中看不出热邪的诊断依据。笔者认为依据应该在于患者的形色与舌脉。服药后尿转澄清，说明方药对症，故二诊守方去川楝子，目的是减少方药的清泻之力。因为一般而言，对于精子成活率低、睾丸凉的病证，用药应该注意不要过用清泻。

杜某，女，26岁，住通县。1988年11月21日，初诊：
24岁结婚，流产1次，此后不孕。月经不调，或前或后；经行之时乳房发胀。肝胆气郁，月经不调。

柴胡 15g	丹皮 10g	香附 10g	茯苓 15g
栀子 10g	佛手 12g	郁金 10g	白术 10g
当归 10g	白芍 12g	炙甘草 10g	香橼 12g
浙贝 10g	陈皮 10g		

12剂。

【笺疏】不孕，月经不调，行经时乳房胀，这很明显是肝胆气机郁滞病变。本案病例或许见有些许的郁热现象，故师父用丹栀逍遥散疏肝理气，清泻郁热。另加香附、郁金及香橼皮、佛手两组对药，以加强疏肝理气的药力。

陈某，男，26岁。1989年6月12日，初诊：
婚后两年余不育，同房不射精，溲黄。

枳实 10g	柴胡 12g	白芍 12g	炙草 6g
胆草 10g	当归 10g	木通 10g	车前子 10g^{包煎}
生地 6g	黄芩 6g		

6剂。

【笺疏】师父对于生殖系统疾病，如男科阳痿、不育，女科月经不调、不孕，常从肝经气机着眼。如果诊得肝气郁滞，他多用四逆散疏泄肝气。本案病例在尿黄以外，一定还具有形气舌脉俱实的特点，如形体壮实、脉弦滑、苔黄腻或舌红等，故处方用四逆散合龙胆泻肝汤化裁，疏泄肝气，清利湿热。不用栀子、泽泻者，我认为是为了避免寒泻太过。

邢某，女，31 岁，住李各庄。1989 年 6 月 12 日，初诊：

继发不孕，求生二胎，月经正常，胃脘堵满，无明显其他症状。脉沉，苔白，舌质红。

川楝 10g	佛手 10g	郁金 10g	沙参 12g
麦冬 15g	玉竹 12g	石斛 15g	木瓜 6g

7 剂。

【笺疏】肝藏血，女子以血为本，故有"肝为女子先天"之说，生殖与肝脏藏血功能密切相关。本案不孕，脉沉，舌红。脉沉主气郁，气郁在肝。郁可生热，热则舌红。肝主疏泄，肝郁可能出现肝胃不和，因此可见胃脘堵满。故处方用川楝子、佛手、郁金、木瓜疏肝和胃，理气行血，用麦冬、玉竹、石斛甘凉滋阴，以养肝胃，兼清郁热。本处方有一贯煎之意，不用柴胡而用川楝子等物疏肝，师父这是考虑到柴胡有伤阴之虞。

辛某，女，30 岁。1987 年 5 月 11 日，初诊：

结婚 6 年，流产 1 次，近 5 年未孕。经前乳房作胀，月经量少，白带多。末次月经 4 月 24 日。脉弦，舌红，舌尖绛。

柴胡 12g	白芍 20g	当归 10g	茯苓 20g
白术 10g	炙草 6g	煨姜 3g	薄荷 3g 后下
丹皮 10g	栀子 10g	苍术 10g	黄柏 4g
泽兰 10g			

6 剂。

1987 年 5 月 18 日，二诊：

不孕症，病情同前，经前胸胀。其夫精液检查未见异常。

牡蛎 20g	青陈皮各 9g	佛手 12g	丹皮 10g
白芍 10g	云茯苓 30g	白术 20g	川楝 6g
香附 6g	栀子 9g	橘叶 10g	当归 10g

7 剂。

【笺疏】不孕而月经不调者，治之宜以调经为先。患者经前乳房作胀，月经量少，脉弦，舌红，舌尖绛，如此脉症是很明显的肝经郁热之象。白带多为湿邪下注所致。故治宜疏肝理气，清泻郁热，除湿止带。处方用丹栀逍遥散为基本方，合二妙散清热除湿止带。加泽兰利水活血调经。二诊守方进退。由于经前胸胀突出，故用川楝子、青陈皮、橘叶、香附、佛手、牡蛎辛散疏肝，理气散结。

李某，男，28岁。1986年11月17日，初诊：

婚后5年不育，阴囊潮湿，睾丸作痛。精液红白血球满视野，无精子。脉弦，苔黄腻。

龙胆草 10g	黄芩 10g	柴胡 10g	栀子 10g
木通 10g	车前子 10g	泽泻 10g	土茯苓 15g
虎杖 15g	川楝 10g	青皮 10g	荔枝核 10g
当归 6g	茵陈 15g	凤尾草 15g	双花 15g
贝母 10g	苦参 6g		

7剂，间日1剂。

1986年12月1日，二诊：

睾丸肿痛减轻。溲黄，苔黄腻，舌中裂纹。

柴胡 10g	黄芩 6g	龙胆草 10g	荔枝核 10g
川楝 10g	青陈皮各 10g	虎杖 12g	木通 10g
车前子 10g^{包煎}	栀子 10g	赤白芍各 10g	茵陈 12g
当归 10g			

6剂。

1986年12月8日，三诊：

睾丸肿痛减轻，溲黄苔腻。

龙胆草 10g	栀子 10g	柴胡 10g	黄芩 10g
生地 6g	车前子 10g	泽泻 10g	甘草梢 6g
当归 10g	川楝子 10g	青皮 10g	荔枝核 10g
赤茯苓 12g	木通 10g	赤芍 10g	丹皮 10g

6剂。

【笺疏】厥阴肝经绕阴器。睾丸乃生育器官，精子产生之所。不育而阴囊潮湿，睾丸作痛，精液红白血球（红细胞，白细胞）满视野，无精子，脉弦，苔黄腻，此属肝经湿热，当从肝经湿热论治。故处方用龙胆泻肝汤为基本方，加土茯苓、虎杖、茵陈、凤尾草、金银花、浙贝母、苦参协助龙胆泻肝汤清利肝经湿热。在此同时还应当疏肝理气，所以另加青皮、川楝子、荔枝核三物。处方苦寒药多，所以要求间日1剂，以免苦寒太过，损伤生气。服药后睾丸肿痛减轻；遵效不更方，且病减药宜减的通常做法，于二诊、三诊守龙胆泻肝汤，适当减少苦寒清泻之品。由于已经减少苦寒清泻之品，故药量也相应地改回1日1剂。

郭某，男，34岁。1987年4月15日，初诊：

结婚两年不育。女方正常，精液不正常。腰酸，盗汗，纳谷不香。夜寐不宁，二便正常。苔薄白，舌质红，脉弦细数。

知柏各6g	生地20g	赤白芍各10g	山萸肉10g
山药20g	杞子15g	菟丝子12g	车前子20g
白术15g	云苓10g	陈皮6g	

6剂。

1987年4月24日，二诊：

精液检查结果：全部为死精子。舌淡暗，脉弦滑。

广木香10g	当归10g	丹参20g	赤白芍各10g
川芎10g	羌活10g	蛇床子10g	枸杞子10g
黄柏6g	白果10g	山药10g	黄精10g
车前子10g	生龙骨10g	生牡蛎15g	女贞子10g

12剂。

五子衍宗丸1盒，每次1丸，日服2次。

1987年5月12日，三诊：

服药后，汗多好转，食欲增加，脉弦。

原方去川芎、黄柏、白果，加首乌20g、黄精10g、白术10g。

12剂。

河车大造丸30丸，每日1丸。

健身宁片3瓶，每日6片。

六味地黄丸3瓶，每次6g，每日2次。

1987年10月10日，四诊：

近日精液检查：精子计数20×10^9/L，成活率6%，活动力极差。食欲增加，汗出减少，脉弦。

柴胡10g	枳壳10g	牛膝10g	桃仁10g
红花10g	当归10g	赤白芍各10g	木香10g
生地15g	蛇床子10g	韭菜子10g	车前子10g
山药10g	芡实10g	制首乌30g	紫河车1g^{冲服}
白术10g			

15剂，水煎服，每日1剂。

五子衍宗丸3盒，每次1丸，日服2次。

河车大造丸 30 丸，每日 1 丸。

健身宁片 3 瓶，每日 6 片。

【笺疏】男子不育，精液异常，腰酸，盗汗，夜寐不宁，舌质红，脉弦细数，这显然是肾阴虚内热之证。"肾"这个名称对应两个实物，一为泌尿之肾，一为生殖之肾。生殖之肾在女子主要为卵巢，在男子主要为睾丸。睾丸为精子生长之所。处方以知柏地黄汤为基本方。六味地黄丸滋补肾阴，具有促生育功能。薛立斋《内科摘要》提到古人云"地黄丸使人多子"。若阴虚内热，则加知母、黄柏清泻相火，是为知柏地黄汤。处方另从生精名方五子衍宗丸借来枸杞、车前子二物，以生精赞育，并加白术、陈皮健脾理气，以培补后天。

二诊时精液检查报告全部为死精子，舌淡暗。舌淡为虚，舌暗为瘀。故治之宜补肾生精，活血化瘀。补肾生精用蛇床子、枸杞、车前子、女贞子、黄精、山药，并另用五子衍宗丸助之。活血化瘀用木香、当归、丹参、赤白芍、川芎、羌活等。初诊时见阴虚内热，曾用知柏泻相火，二诊时犹见脉弦滑，故处方仍用一味黄柏清泻相火。处方中有龙、牡、白果，或许患者有遗精或滑精症状；此三物可以收涩止遗。《金匮要略》用桂枝加龙骨牡蛎汤治虚劳病男子遗精、女子梦交。从三诊病历看，患者在二诊时尚有汗多一症，二诊病历没有记载。所以处方用龙骨、牡蛎、白果，也有收涩止汗之意。药后汗多好转，食欲增加。故三诊守方进退，去川芎、黄柏之泻，去白果之涩，加首乌、黄精、白术之补。另以成药河车大造丸、健身宁、六味地黄丸益气培元，补肾生精。

四诊发生在三诊约 5 个月以后。患者按三诊处方持续服药一段时间有效，食欲增加，汗出减少。故继续采用益气培元、补肾生精方法施治。由于症见脉弦，亦或见患者心情不舒畅，故处方另加柴胡、枳壳、木香等疏肝理气之品。

吕某，男，23 岁。住木林。1988 年 6 月 6 日，初诊：

结婚半年不育，化验精子计数 14×10^9/L，活力差，存活精子比例 30%，白细胞（+），脉细弱。

菟丝子 10g	枸杞子 10g	女贞子 10g	五味子 10g
覆盆子 10g	楮实子 10g	金樱子 10g	车前子 10g ^{包煎}
蛇床子 10g	韭菜子 10g		

7 剂。

育麟 10 号 1 盒，每日 2 丸。

1988 年 6 月 14 日，二诊：

睾丸汗出，脉弦。

育麟 1 号 60 丸，每日 2 丸。

河车大造丸 30 丸，每日 1 丸。

健身宁片 2 瓶，每日 6 片。

1988 年 8 月 22 日，三诊：

育麟方 7 剂。

河车大造丸 20 丸，每日 2 丸。

健身宁片 2 瓶，每日 6 片。

1988 年 9 月 5 日，四诊：

精子减少，脉弦为甚。应注意肝气疏泄，不独为肾虚之一途。

柴胡 12g	枳实 12g	白芍 12g	炙草 6g
郁金 10g	当归 10g	白术 10g	茯苓 20g
香附 10g	川芎 3g		

7 剂。

1991 年 11 月 6 日，五诊：

今查：精液 3mL，半小时内液化，计数 36.8×10^9/L，活动率 20%；白细胞 5 ～ 10 个。两侧睾丸坠痛。

育麟 1 号加山萸肉 10g、双花 15g、炒薏苡仁 30g、金樱子 10g。

7 剂。

育麟 2 号 7 袋，中午 1 袋。

育麟 1 号 7 丸，晚 1 丸。

【笺疏】按照不育症的诊断标准，夫妇同居两年以上，未采用避孕措施，在排除女方不孕的情况下，由于男方的原因而不能生育，可以诊断为不育症。本案病例虽然仅结婚半年未育，但检查结果显示精子数仅为 14×10^9/L，而正常值为不低于 20×10^9/L。且精子的活动力差，死精子比例很高，所以也可以诊断为不育症。患者精子数量及质量差，其脉细弱，显示肾精亏虚，治宜补肾。杏园金方国医医院有院内制剂育麟系列，其基本方为明代医生张景岳毓麟珠，针对临床常见血瘀、肾阴虚、肾阳虚、脾虚、肝气郁滞、下焦湿热、痰湿阻滞等兼证，对毓麟珠组方进行化裁，从而形成育麟 1 ～ 10 号方，制成丸剂。"毓麟"亦写作"育麟"。本案初诊处方用育麟 1 号，并加用以菟丝子、枸杞子、女贞子十种果实及种子类中药制作的汤剂，以增强成药的补肾益精功能。这些果实和种子类中药都有促进精子生成和生长的功能。

　　师父在本案病例的治疗中用了市面上常用的中成药河车大造丸、健身宁片。这两种中成药的主要功能都是补肾培元，都具有补肝肾功能，故可以用于肾虚不育症的治疗。在处以汤剂的同时，增用有针对性功能的成药，这是很值得学习的一种临床应用方法。河车大造丸是临床上比较常用的一味中成药，其药物组成为紫河车、熟地黄、天冬、麦冬、杜仲、牛膝、黄柏、龟甲，具有滋阴清热、补益肺肾的功能，适用于肺肾两虚病证，症见咳嗽、骨蒸潮热、盗汗、腰膝酸软等，此证多见于妇女更年期综合征。健身宁片为北京同仁堂生产的中成药，其主要成分为何首乌、黄精、熟地黄、当归、党参、女贞子、桑椹、旱莲草、乌梅、鹿茸等，主要功能为滋补肝肾，养血健身，适用于肝肾不足引起的腰酸腿软、神疲体倦、头晕耳鸣、心悸气短、须发早白等。

　　考虑到不育不孕症亦有可能缘于"肝气疏泄，不独为肾虚之一途"，故四诊在见脉弦劲时，改变治疗方向，用四逆散疏泄肝气，加郁金、当归、白术、茯苓、香附、川芎增强其疏肝理气功能。

男 科

曹某，男，21岁，住平谷。1989年9月4日，初诊：

心烦梦遗半年余，常自汗出，恶风，腰酸乏力。脉弦，舌尖红，苔白略腻。心肾不交。

桂枝 10g	白芍 10g	生姜 10g	大枣 7 枚
炙草 6g	龙骨 20g	牡蛎 20g	益智 10g
沙苑蒺藜 15g			

7 剂。

1989年9月11日，二诊：

心肾阳虚，精寒气冷。脉弦细，舌淡，治宜二加龙骨牡蛎汤。

上方减益智、蒺藜，加附子 10g、黄芪 20g、白薇 6g、当归 10g。

7 剂。

1989年9月18日，三诊：

药后无遗精，仍感身乏无力，下肢酸，心烦眠差，口苦纳果，二便调，脉弦细，舌尖红，苔白腻。

逍遥散加木香 10g、砂仁 10g、党参 10g、陈皮 10g、竹茹 10g。

7 剂。

1989年10月5日，四诊：

症同前。

柴胡 10g	枳实 10g	白芍 20g	甘草 6g
陈皮 10g	川芎 10g	香附 10g	生熟地各 10g
丹皮 10g	云苓 15g	泽泻 10g	生龙骨 30g 先煎
莲须 10g	生山药 30g	芡实 10g	菊花 10g

7 剂。

1989年10月28日，五诊：

服药症轻。遵上方。

柴胡 10g	黄芩 10g	半夏 10g	生姜 3 片
桂枝 10g	白芍 15g	生龙牡各 30g^{先煎}	大枣 10g
莲须 10g	山药 10g	金樱子 10g	党参 10g
云苓 15g	白术 10g	远志 10g	菖蒲 10g

7 剂。

【笺疏】自汗恶风，此多见于营卫不和病证，宜用桂枝汤调和营卫。若同时见心烦遗精，而无下焦湿热、相火扰动的脉症，则其病大概率属于《金匮要略》所论"男子遗精、女子梦交"的虚劳病，治之宜用桂枝加龙牡汤。心烦梦遗为心火下扰精室所引起，遗精为肾虚不能封藏，这种病机亦属于"心肾不交"。神明之心与生殖之肾密切相关；心肾不交不仅只有心火亢于上、肾水亏于下一种类型。处方另加益智仁、沙苑蒺藜固肾益精。

彭某，男，34 岁。1987 年 5 月 27 日，初诊：
肾气不足，睾丸冷而抽痛，腰部酸楚，二便正常。

桑寄生 18g	炒橘核 12g	台乌药 10g	荔枝核 10g
元胡索 10g	菟丝子 10g	川续断 10g	怀牛膝 10g
云茯苓 10g	怀山药 12g	六一散 10g^{包煎}	芡实米 12g
枸杞子 10g			

6 剂。

1987 年 6 月 3 日，二诊：
症状如前。睾丸抽痛，原方加减。

桑寄生 18g	炒橘核 12g	荔枝核 10g	元胡索 12g
乌药 10g	乳没各 5g	木香 5g	川断 10g
川楝子 10g	六一散 10g^{包煎}	金狗脊 10g	菟丝子 10g

6 剂。

舒肝止痛丸，12 袋。每次服 1 袋，日服 1 次。

1987 年 6 月 10 日，三诊：
症状如前，加减前方。

桑寄生 24g	川断 12g	金狗脊 12g	牛膝 10g
炒橘核 12g	乌药 10g	荔枝核 10g	元胡 12g
菟丝子 10g	木香 5g	川楝子 10g	乳没各 5g
青皮 6g	山药 12g	六一散 10g^{包煎}	

10 剂。

茴香橘核丸 6 袋。每次服半袋，日服 2 次。

1987 年 7 月 1 日，四诊：

症状如前。肾气不足，原方加减。

菟丝子 12g	枸杞子 12g	炒橘核 12g	乌药 10g
桑寄生 24g	荔枝核 10g	元胡索 12g	木香 5g
川楝子 10g	川续断 12g	金狗脊 12g	大云 10g
牛膝 10g			

6 剂。

九气拈痛丸 3 袋，每次服半袋，日服 1 次。

1987 年 7 月 13 日，五诊：

四月来阳事不兴，会阴及阴茎作痛，二便尚调，纳少。前诊温补乏效。质红苔白。

龙胆草 10g	栀子 10g	柴胡 10g	生地 3g
车前子 10g^{包煎}	泽泻 12g	木通 10g	生甘草梢 10g
全当归 10g	枳实 10g	白芍 10g	虎杖 12g

6 剂。

【笺疏】本案病历无舌脉记载。睾丸冷而抽痛，腰部酸楚，师父辨证为肾气不足，我揣度其临床表现特征当为舌淡苔白，形气虚寒。故处方用续断、牛膝、枸杞、菟丝子、桑寄生、山药等药物补肾。厥阴肝经绕阴器，故用橘核、荔枝核、乌药、延胡索、茯苓、六一散、芡实疏肝理气，行血止痛，利水祛湿。二诊时睾丸抽痛如前，确定上诊辨证用药正确，故守上方加减。语曰通则不痛，痛则不通。疼痛不减，其痛为实。故适当减去补肾之品，如菟丝子、枸杞子、怀山药、怀牛膝，增用活血行气止痛之品，如乳香、没药、木香、川楝子，并增用舒肝止痛丸，汤丸并用。

三诊时犹未见效，仍守前方，略事加减，丸药改为茴香橘核丸。四诊时犹未见效，仍守前方，稍事加减，丸药改为九气拈痛丸。五诊时犹未见效。师父见屡投温补未获寸功，即使此时患者补诉阳事不兴，师父仍毅然决然改用清利肝经湿热方法，用龙胆泻肝汤合四逆散加虎杖。前四诊的治疗此时对诊断辨证具有重要的参考意义。师父常用四逆散、龙胆泻肝汤治疗阳痿。

笔者在临床上见到，阳虚可以导致感觉上的寒凉，阳郁亦可导致感觉上的寒凉。当患者的寒热感觉与色脉及舌象的寒热不相符时，宜从色脉与舌象。笔者在临床上注意到，患者对身体局部的寒热感觉常有错觉，诉胃寒者，真实病情不一定是胃中寒；诉下肢凉者，真实情况不一定是寒凝下肢。《伤寒论》："病人身大热，反欲得近衣者，热在皮肤，寒在骨髓也。病人身大寒，反不欲近衣者，寒在皮肤，热在骨髓也。"《伤寒论》所说的病情属于寒热真假，而我所说的并非寒热真假，而是寒热错觉。医者在临床上不要被患者的错觉误导，要注意以色脉舌象为凭。

吴某，男，35岁，住顺义城关。1989年3月13日，初诊：
睾丸下坠感，两腿酸沉。酒客，脉弦，舌质偏红。湿热下注。

川楝 12g	青皮 10g	荔枝核 10g	胆草 6g
柴胡 10g	当归 10g	黄芩 6g	木通 10g
泽泻 15g	车前子 10g	栀子 9g	

7剂。

1989年3月20日，二诊：
药后见效。
上方续服7剂。

1989年3月28日，三诊：
上方加木瓜15g。
7剂。

1989年4月3日，四诊：
服药后腿痛减轻。
上方加桃仁10g
7剂。

1989年4月10日，五诊：

茯苓 30g	猪苓 15g	泽泻 15g	白术 10
桂枝 4g	青皮 10g	木通 10g	川楝 10g
荔枝核 10g	天仙藤 12g	龙胆草 6g	

7剂。

1989年4月17日，六诊：
见效。
上方天仙藤加至20g。
7剂。

1989 年 4 月 24 日，七诊：

睾丸尚有坠感，腰时疼。

| 川楝 10g | 延胡 10g | 沉香末 2g ^{冲服} | 木香 9g |
| 炒山甲 10g | 茴香 10g | 黑丑 10g | 炙草 3g |

4 剂。

【笺疏】厥阴肝经绕阴器。酒客多湿热。酒客出现睾丸下坠感，且舌红、脉弦、两下肢酸沉，显然属于湿热下注之证。故处方用治肝经湿热的经典名方龙胆泻肝汤为基础方，加川楝子、青皮、荔枝核疏肝理气。处方不用龙胆泻肝汤之甘草、生地黄，其目的是避免增湿吗？我意此二味似可不去。服药有效，故二诊、三诊乃至四诊皆守方，三诊但加一味木瓜祛湿，四诊但加一味桃仁活血。五诊转方用五苓散利水祛湿，仍从上方借得龙胆草、木通、青皮、川楝子、荔枝核清热祛湿，疏肝理气。其中茯苓重用，可以推知患者诉小便不利，或见肿胀。天仙藤为马兜铃科植物马兜铃的茎叶，其主要功能为疏肝理气，利水祛湿。药后显效，故六诊守方加重天仙藤用量至 20g。七诊时睾丸犹有下坠感，且腰部时疼，改方用金铃子散疏肝理气止痛，更加沉香、木香、茴香理气；加牵牛子去水而治腰痛。古人有用牵牛子治疗腰痛的经验。这一应用可以从"腰者肾之府""肾为水脏"找到理论依据。另加穿山甲活血通痹以治腰痛。最后加少量炙甘草调和诸药。

刘某，男，38 岁，住密云。1987 年 9 月 27 日，初诊：

早泄、阳痿近 3～4 个月，下肢无力，腰酸痛。脉沉弦，苔薄白，舌有齿痕。拟益肾固精法。

仙灵脾 12g	仙茅 12g	阳起石 12g	补骨脂 12g
金樱子 10g	炒杜仲 12g	肉苁蓉 24g	菟丝子 15g
生熟地各 12g			

7 剂。

1987 年 10 月 26 日，二诊：

阳痿，早泄，尿频，大便不成形。

炮附子 6g	肉桂 6g	熟地 20g	山药 20g
山萸肉 15g	五味子 6g	枸杞子 12g	炙草 10g
干姜 6g	砂仁 6g	黄芪 10g	党参 10g
白术 30g	云苓 12g		

6剂。

1987年11月23日，三诊：

阳痿略起，大便仍不成形，体力增加。

大熟地30g	山药12g	山萸肉15g	巴戟天12g
枸杞子12g	菟丝子10g	肉苁蓉10g	仙茅10g
炙甘草9g	黄芪12g	党参10g	炮附子9g
肉桂9g	白术20g		

6剂。

龟龄集1瓶，每次服0.6g，日服1次。

【笺疏】早泄、阳痿有虚有实。本案病例兼见下肢无力，腰酸痛，脉沉弦，苔薄白，舌有齿痕，基本上可以诊断为肾精虚寒，故师父"拟益肾固精法"治之。处方用二仙（仙灵脾、仙茅）、阳起石、补骨脂、肉苁蓉、金樱子、杜仲、菟丝子、熟地黄诸物，以及全鹿丸温肾壮阳，收摄固精。处方亦用生地黄，既可以补肾，亦可以监制前述诸药，预防出现温燥反应。二诊转方用金匮肾气丸去牡丹皮、泽泻之泻，合保元汤以补益元气，又合理中汤，且重用白术，以温中健脾，重点治便溏、尿频。更加五味子、枸杞子，以加强补肾的药力。还加少许砂仁，以行药力。三诊阳痿略起，守上方进退。

李某，男，53岁。1988年1月4日，初诊：

手足凉四年余，曾用助阳药治之无效，伴阳痿。脉弦，舌红。

柴胡14g	白芍30g	枳实12g	炙草10g

6剂，水煎服。

1988年3月7日，二诊：

阳痿如前，睾丸凉消失，耻骨上缘痛。

柴胡14g	白芍12g	枳实12g	炙草6g

蜈蚣1条

6剂。

【笺疏】本案病例以手足凉为主诉，其实其并列主诉是阳痿，甚至可以说其真正的主诉是阳痿，只是患者不好意思表达而已。曾服助阳药医治无效。师父诊得脉弦、舌红，辨认为肝郁之证，投四逆散疏肝理气，畅达阳气。患者服药6剂，虽然阳痿如前，但睾丸凉消失。治疗有效，二诊守四逆散方，加蜈蚣温肾壮阳。蜈蚣入肝经，具有息风镇痉、通络散结的功能。由于有通络散结的功能，所以也能促使肝气畅达而能治疗肝气郁结所致的阳痿。古今都有应用蜈蚣治疗阳痿的经验；有人据此认为蜈蚣具有壮阳功能。其实蜈蚣"壮阳"的主要药理机制是疏通、畅达肝气。

肢体疼痛

田某，男，41岁。1986年12月1日，初诊：

腰痛，俯仰不利。苔黄腻。平素嗜饮浓茶。

桑寄生 30g	补骨脂 12g	川楝 9g	小茴香 9g
怀山药 12g	桃杏仁各 9g	云苓 12g	炒杜仲 12g
芦巴子 12g			

6剂。

1986年12月8日，二诊：

腰痛渐减，舌苔白腻。

苍白术各 10g	桑寄生 30g	补骨脂 12g	胡芦巴 12g
川楝肉 9g	桃仁 9g	杏仁 9g	茴香 9g
云茯苓 10g	怀山药 12g	炒杜仲 12g	干姜 3g

6剂。

1986年12月15日，三诊：

腰痛已减，小溲次数减少。前法进退。

| 干姜 10g | 白术 12g | 云苓 10g | 炙草 10g |
| 补骨脂 10g | 芦巴子 10g | | |

8剂。

1987年1月5日，四诊：

12月22日B超检查无异常发现。腰痛减轻，气短乏力。

党参 10g	黄芪 12g	白术 10g	炙草 10g
陈皮 6g	砂仁 6g^{后下}	生姜 6g	炒杜仲 10g
炒山药 10g	焦薏米 10g	莲子 10g	藿香梗 6g

6剂。

1987年1月12日，五诊：

腰痛转轻，精神欠佳，思睡，便溏。脉沉舌淡。

| 党参 12g | 白术 12g | 炙草 10g | 炮姜 10g |
| 黄芪 15g | 川断 10g | 炒杜仲 10g | 补骨脂 10g |

6剂。

【笺疏】腰痛，俯仰不利，舌苔黄腻，此似是湿热为患。然处方并不用清利湿热方法，而用的是补肾之品。由此可知师父必定诊得肾虚之证，如色脉形气不足，或少气乏力、尿频早泄等，不然他肯定不会如此投剂。处方用桑寄生、补骨脂、杜仲、胡芦巴、山药补肾强腰。川楝子、小茴香是他治疗腰痛的常用对药。患者平素嗜饮浓茶，则肺胃多湿痰，反映在舌则为腻苔，反映在症状则可能有胸闷气短。故处方用桃仁、杏仁理肺化痰。杏仁治肺的功用人皆知之，而桃仁治肺的功用每每被人忽略。人们常常只把桃仁视为一味活血化瘀的药物，其实桃仁既是血分药，也是气分药；既能活血化瘀，亦能理肺化痰。《千金》苇茎汤之用桃仁主要是为了理肺化痰，吴鞠通多用之；我在临床也常常如此应用。

服药后腰痛渐减，舌苔白腻。二诊守方消息，加苍术、茯苓，以强化祛湿的力量。既加茯苓，又少用干姜，以成甘姜苓术汤之用，着力治疗腰部寒湿。服药后腰痛进一步减轻。三诊病历有"小溲次数减少"的记载，足以证明初诊时即有尿频，这是初诊辨证用药的一个重要依据。仍守前法进退，用甘姜苓术汤进一步祛腰间寒湿，加补骨脂、胡芦巴温补腰肾。甘姜苓术汤为《金匮要略》方，又名肾着汤。"肾着之病，其人身体重，腰中冷，如坐水中，形如水状，反不渴，小便自利，饮食如故，病属下焦，身劳汗出，表里冷湿，久久得之，腰以下冷痛，腹重如带五千钱，甘姜苓术汤主之"。其药物组成为甘草、干姜、茯苓、白术四味。需要注意的是其中干姜的用量为四两，此往往为人所忽略。由于重用干姜，所以才能于服药之后，如原文所说，"腰中即温"。肾着汤为师父临床所常用。

服药后腰痛又有减轻。患者气短乏力，考虑到前三诊皆用补肾方法，故改变治疗方向，用补益肺脾之法，用补中益气汤为基本方。便溏，故去当归；腰痛在下，故去升、柴，以免药力过于向上。加炒山药、焦薏米、莲子肉、藿梗、砂仁、生姜祛湿健脾。如此用药，我认为此时患者有食欲差、腹胀满的症状。毕竟曾经腰痛为主诉，故仍用杜仲温固补肾。五诊时虽然腰痛又见减轻，但患者精神欠佳，思睡，便溏，脉沉舌淡，此太阴、少阴阴寒之象，故转方用理中汤加黄芪、续断、杜仲、补骨脂温中散寒，补脾固肾。理中汤亦属于《伤寒论》所谓"四逆辈"药方。服药后如果效果不显，考虑到药力不够，可加附子。

龚某，女，35岁，住怀柔。1989年5月8日，初诊：

腰背及足跟疼痛，腿酸无力，面部时肿，带下多，尿黄。拟苍柏散：

苍术 10g	黄柏 10g	白术 10g	羌活 3g
独活 3g	生地 10g	当归 10g	白芍 10g
知母 10g	牛膝 10g	炙草 3g	木通 12g
防己 14g	木瓜 10g	槟榔 10g	

12 剂。

【笺疏】腰背及足跟疼痛，腿酸无力，面部时肿，带下多，尿黄，这样的病证显然是由湿热痹阻导致。不过在湿热痹阻的同时，是否存在正气虚弱、气血不足？此从病历记载尚不能看出。处方用的是苍柏散，即《医宗金鉴》治疗湿热脚气的加味苍柏散。该方治疗湿热实证，而不是湿热虚证。湿热虚证宜用当归拈痛汤治疗。我临床采用的湿热实证诊断标准是形气俱实、肌肤紧致、手足温暖、二便不畅、舌脉不虚等。

徐某，男，52 岁。1989 年 10 月 28 日，初诊：

腰酸痛半年余，大便尚调。脉弦而缓，舌苔薄白。

白术 12g	干姜 10g	茯苓 15g	炙草 9g
杜仲 10g	续断 10g		

6 剂。

【笺疏】腰酸痛，脉弦而缓，舌苔薄白，这此为虚寒证特征。脉缓主湿，舌白主寒，腰为肾之府，故判断为寒湿著于腰部，处方用《金匮要略》肾着汤温散寒湿，加杜仲、续断补肾壮腰。本案处方与田某男腰痛案第三诊的处方皆用肾着汤加补肾药，大同小异。彼以肾着汤加胡芦巴、补骨脂，其温肾收固之力胜；此以肾着汤加杜仲、续断，其壮骨止痛之力胜。

石某，女，32 岁。1987 年 5 月 11 日，初诊：

腰痛，身重，头晕，肢肿，纳呆，多梦，月经提前，带下正常。舌边红。

桂枝 10g	白术 20g	茯苓 30g	猪苓 15g
泽泻 12g	滑石 12g	车前子 10g^{包煎}	防己 10g
薏米 15g	杏仁 10g		

6 剂。

1987 年 5 月 18 日，二诊：

药后腰痛止，犹有腰酸，小便增多，头晕肢肿已减，溲黄。舌质红，苔白。

当归 10g	贝母 10g	苦参 10g	苍白术各 10g
泽泻 12g	茯苓 30g	黄柏 3g	萆薢 10g
茵陈 12g			

6 剂。

【笺疏】腰痛，身重，头晕，肢肿，纳差，这些症状显然是由水饮为患。故处方用五苓散化气行水。记得在一次出诊回家的途中，师父对我说："世人多用六味地黄丸治腰痛，往往效果不佳。五苓散治腰痛的效果很好。"腰为肾之府，肾为水脏；三焦为决渎之官，下焦为三焦的底部；腰为下焦的外围；故腰痛常与水湿有关。五苓散化气行水，其主治病证在前面有少腹胀满，在后面有腰部疼痛。本案病例月经提前，舌边色红，说明水湿夹有少许热邪，故处方另从吴鞠通加减木防己汤借来杏仁、薏苡仁、防己三物，并再加车前子、滑石二味，以增强利水除湿的药力，兼能清热。服药后腰痛即止，头晕、肢肿减轻，仅余腰酸，说明大部分水湿邪气已去，但犹有水湿残留。"小便增多"一句显示在初诊时即有小便不利。小便增多并不说明小便不利一症在二诊时已经消失，只是症状有所减轻。故处方用《金匮要略》治小便不利的当归贝母苦参丸合四苓汤、二妙散，并加萆薢、茵陈，继续清利湿热。苦参不唯能治小便不利，亦有较好的治疗湿热腰痛的功力。茵陈亦具有治湿热痹痛的功能，李东垣当归拈痛汤用之。

单某，女，46 岁。1986 年 12 月 15 日，初诊：
左侧腰腿酸痛二年，便干。少阳经病。

柴胡 12g	枳实 12g	赤芍 20g	炙草 6g
双花 12g	川芎 10g	陈皮 10g	归尾 12g
乳没各 10g	大贝 10g	花粉 12g	炒山甲 10g
地龙 10g	牛膝 10g		

6 剂，间日 1 剂。

忌酸食。

【笺疏】腰腿痛偏于一侧，就我临床所见，多由腰椎病引起。本案病例左侧腰腿疼痛，师父认为属于"少阳经病"。躯体左血右气，肝行气于左，肝藏血，肝主筋，这是判断为少阳经病的主要依据。另外，腰腿痛多由湿邪痹阻导致，而本案病例并不见湿热或寒湿之象，其大便干，这提示病变不在气分。不在气分，则在于血。这也是判断少阳经病的依据。故处方用四逆散合仙方活命饮疏肝理气，活血化瘀，通痹止痛。之所以要求间日 1 剂，大概是因为考虑到患者身材瘦小，或者诊得其脉有所不足。血痹气滞，故师父叮嘱忌酸食，以避酸味对气血的敛涩。在师父全部医案中，记录饮食禁忌的不多，不过这并不说明师父不重视饮食宜忌，只是没有用文字记录，都是口头交代而已。

刘某，男，30岁。1988年4月25日，初诊：

腰痛腿重已十年之久，最近加剧。脉弦，舌黄且腻。湿热下注。

苍术10g	白术10g	防己14g	木瓜10g
当归10g	知母10g	黄柏10g	木通10g
牛膝10g	白芍10g	羌活3g	独活3g
槟榔10g	生地4g	薏米12g	

6剂。

1988年5月2日，二诊：

服药见效，今方续清湿热之邪。

上方加枳壳10g、茯苓皮15g，苍术增至12g。

6剂。

【笺疏】腰痛腿重，脉弦，舌苔黄腻，显然是由湿热下注所致。若为湿热实证，临床表现见形气俱实、肌肤紧致、手足温暖、二便不畅、舌脉不虚等特点，即可投加味苍白散。初诊处方用加味苍柏散去甘草，加薏苡仁。其中若干药物的用量较小，如生地黄仅用4g，羌独活仅各用3g，为何出现这样不与常理相符的用量？这是因为本案病例的临床表现特点之一是双腿沉重。风伤于上，湿伤于下。风湿热痹，其风胜者为行痹，湿胜者为著痹，寒胜者为痛痹。今下肢沉重，知为湿胜，而不是风胜。故减少生地黄、二活用量。二诊时也是这样的思维，增加二活的用量，更加茯苓皮，都是为了重点祛湿。地黄虽然在治湿热病证的药方中也常有应用，但它毕竟属于养血滋阴之品，故亦可去之。

张某，男，成年。1987年7月13日，初诊：

腰痛七八年，加重一年。近年来腰痛，过凉、过劳时加重，痛甚常及两腿。纳眠二便如常，经治罔效。腰外伤史。类风湿脊柱炎。气滞血瘀型。活血通络。

双花15g	当归尾12g	防风9g	川芎10g
乳香10g	花粉10g	赤芍15g	没药10g
陈皮10g	大贝10g	炒甲珠10g	红花10g

6剂，水煎服。

【笺疏】本案病例被诊断为"气滞血瘀型"腰痛，师父拟定活血通络之法，处方用仙方活命饮。诊断气滞血瘀的主要依据有三：一为疼痛，痛则不通。一为腰部外伤史；外伤可定有瘀血络伤。一为久病，久病入络。气温过凉将导致筋肉血管收缩，气血凝滞，故受凉导致腰痛加重。过劳导致疼痛加重的特点一般反映气血不足。但是在气滞血瘀、疼痛较重的情况下，当务之急是疏通止痛，还不宜补虚。处方于仙方活命饮加红花活血，去白芷、甘草、皂角刺。我意以为白芷具有辛温宣通、活血化瘀的功能，似可不去。

刘某，女，55岁，住牛栏山。1987年3月9日，初诊：
周身疼痛，身重，脘痞，食后腹胀，溲黄，便溏，月经调，血压偏高，颜面浮肿。

苍术 10g	白术 10g	黄柏 10g	茵陈 15g
云苓 30g	猪苓 15g	苦参 9g	当归 10g
白芍 10g	龙胆草 9g	夏枯草 10g	大腹皮 10g

6剂。

【笺疏】周身疼痛，身重，颜面浮肿，这些都是湿邪痹阻于表的表现。脘痞，食后腹胀，溲黄，便溏，这些是湿邪郁滞于里的表现。所以本病例的基本病机为表里湿邪。由于血压偏高，其脉必弦实有力，所以本病例为单纯的邪实之证。尿黄，说明湿中有热。当然，患者的面色形气也可能带有热象。故治之用清利湿热之法，其中苍术有向外发散之力。可以认为处方药味主要来自当归拈痛汤、加味苍柏散和三草降压汤。三草降压汤的药味为龙胆草、夏枯草和益母草；益母草具有活血利水消肿的功能，我认为此处也可以应用，而不必不用。

沈某，男，74岁，住顺义。1987年9月28日，初诊：
一个月来两腿疼痛，入夜尤甚，大便七八日一行，小便黄，舌红。

龙胆草 10g	大黄 3g	双花 15g	赤芍 15g
当归尾 12g	川芎 10g	车前子 10g^包煎	木通 10g
防己 10g	陈皮 10g	枳壳 6g	乳没各 9g
炒山甲 9g	栀子 9g	黄芩 6g	泽泻 10g

6剂。

【笺疏】双下肢疼痛，大便七八日一行，此闭也。尿黄，舌红，热也。处方药味基本取自龙胆泻肝汤和仙方活命饮。由于病历文字过简，脉症不详，所以对于为何去何药，加何药，为何不用地黄，为何加陈皮、枳壳等，以及对药物用量的控制，如大黄为何仅用 3g，我不能凭空笺疏。

王某，男，成年。1988 年 2 月 1 日，初诊：

大胯骨痛三年，小便正常。

木香 10g	沉香 3g^{冲服}	穿山甲 10g	小茴香 10g
元胡 10g	黑白丑各 5g	防己 12g	红花 10g
通草 10g	丝瓜络 10g	当归 10g	

6 剂。

1988 年 2 月 9 日，二诊：

忍冬藤 30g	防风 6g	白芷 6g	川芎 10g
陈皮 10g	赤芍 10g	当归尾 12g	甘草 10g
大贝 10g	乳没各 9g	天花粉 10g	川山甲 10g
皂角刺 10g	鸡血藤 15g		

6 剂。

【笺疏】大胯骨是髋骨的俗称，大胯骨痛指髋关节部位疼痛。病已 3 年，久病入络。故处方用穿山甲、延胡索、红花、丝瓜络、当归、通草活血通络，用小茴香、木香、沉香、黑白丑理气止痛。其中小茴香、黑白丑可用于腰髀骶尻疼痛的治疗。二诊病历没有记录病情变化，处方仍守仙方活命饮，加忍冬藤、鸡血藤等。老师治疗身体痹痛常用藤药，如青风藤、海风藤、天仙藤、忍冬藤、鸡血藤、石楠藤等，这些药有很肯定的蠲痹止痛功能，在治疗痹痛时可以作为"援药"选用。所谓"援药"，即在处方的君臣佐使用药以外，添加的针对重点症状的药物。

骆某，男，31 岁。1987 年 9 月 28 日，初诊：

一年来腰腿酸痛，周身沉重，畏寒，阴天加重。小便黄，大便调，口中和。面褐斑。舌淡苔白。

苍术 10g	白术 10g	茯苓 30g	泽泻 15g
猪苓 20g	桂枝 10g	防己 12g	薏米 16g
车前子 10g^{包煎}	通草 10g		

6 剂。

1987 年 10 月 12 日，二诊：

腰腿重痛，服药症略见好转。

知母 9g	黄柏 9g	苍白术各 10g	防己 12g
木通 10g	羌独活各 6g	白芍 10g	当归 10g
牛膝 10g	木瓜 10g	槟榔 10g	泽泻 15g
龙胆草 10g	车前子 10g^{包煎}		

6 剂。

1987 年 10 月 19 日，三诊：

腿痛已止，腰坠痛如前，不耐过劳。脉沉弦，苔薄白、质淡。拟健脾补肾化瘀法。

党参 15g	白术 30g	陈皮 12g	茯苓 20g
半夏 6g	甘草 10g	当归 20g	红花 10g
桑寄生 30g	杜仲 10g	续断 10g	全蝎 3g

6 剂。

【笺疏】初诊时的症状为腰腿酸痛，周身沉重，恶寒，阴天加重，口中和，舌淡苔白，显示出湿阻痹痛的特征。然其尿黄，又说明湿中蕴热，不过热邪不重。故处方用五苓散利尿除湿，并从治疗湿热痹痛的木防己汤借来防己、薏苡仁、通草三物，再加车前子，目的是加强处方利水除湿、蠲痹止痛的力量。二诊时腰腿重痛得到些许缓解，转方用投治疗湿热实证的加味苍柏散。舌淡、苔白，处方不用温散寒湿之剂，如《伤寒论》附子汤类方，或真武汤，也不用治疗湿热虚证的当归拈痛汤，竟用加味苍柏散，我想患者一定属于形气俱实之人，或者其脉弦实有力。此时师父可能考虑的是先祛邪气，待湿去痛缓之后，再议扶正。用加味苍柏散果然有效，三诊时下肢疼痛消失，不过腰坠痛依旧，不耐过劳，苔薄白，舌质淡。不能再以攻邪为主，故"拟健脾补肾化瘀法"。用六君子汤健脾，从根本上治疗湿邪，加桑寄生、杜仲、续断补肾壮腰，更加当归、红花、全蝎活血化瘀。初诊病历记载有面有褐斑，此大概也是诊断瘀血的一个参考指征。

张某，女，45 岁，住密云。1989 年 4 月 17 日，初诊：

左手上下肢疼痛，尿黄，经色黑，畏冷。舌红苔腻，脉沉弦。风湿热。

防己 15g	片姜黄 12g	丹皮 12g	丹参 12g
鸡血藤 30g	忍冬藤 20g	桂枝 10g	海桐皮 12g
南红花 10g	茯苓皮 15g	杏仁 10g	薏米 30g
通草 10g	丝瓜络 10g	滑石 15g	生石膏 30g

柴胡 12g   蚕沙 10g

7 剂。

1989 年 4 月 24 日，二诊：

舌暗淡，苔白薄，脉弦。手背浮肿未消尽。

桂枝 12g	海桐皮 12g	防己 15g	片姜黄 12g
苍术 10g	厚朴 10g	陈皮 10g	忍冬藤 30g
鸡血藤 30g	红花 10g	地龙 10g	丝瓜络 10g
枳壳 10g	薏米 30g	滑石 15g	通草 10g
杏仁 10g	生石膏 20g	葛根 12g	

7 剂。

1989 年 5 月 8 日，三诊：

生石膏 30g	葛根 12g	通草 10g	枳壳 10g
大豆卷 10g	滑石 15g	片姜黄 12g	薏米 30g
桔梗 10g	海桐皮 12g	桂枝 12g	羌活 4g
杏仁 10g	红花 10g	防己 15g	川芎 10g
蚕沙 10g	苍术 10g		

12 剂。

【笺疏】肢体痹痛多由湿邪引起。本案病例左手及上下肢疼痛，而见尿黄、舌红苔腻，可知其病因为湿邪兼热，故师父诊断为"风湿热"。脉沉主痹，弦主痛。在湿热特征为主的情况下，畏寒这一个症状就应该被理解为是由湿邪阻遏阳气所导致。既然是湿热痹阻，故处方以加减木防己汤为基本方，加鸡血藤、忍冬藤、海桐皮、茯苓皮、蚕沙清热除湿，蠲痹止痛。此外更加柴胡、红花、丝瓜络疏通气机，活血通络。之所以用茯苓皮，此从二诊病历"手背浮肿未消尽"一句可以看出，初诊时还存在手背浮肿的症状没有记载。

二诊、三诊皆守加减木防己汤加清利湿热、蠲痹止痛之品。针对辨别确认的病机要素增用相应的药物，加海桐皮、晚蚕沙、大豆黄卷、苍术、滑石等清热利湿，加鸡血藤、红花、川芎、地龙、葛根等活血通络，加桔梗、枳壳升降气机，随证治之，不拘一方。

付某，女，成年。1989 年 4 月 24 日，初诊：

腿、髋关节疼痛，周身疼痛，自觉气在身体走窜。血沉快。二便不畅，畏风冷，舌暗苔腻，脉滑。太阳荣卫之气不调。

柴胡 14g	黄芩 10g	桂枝 10g	白芍 10g
炙草 6g	党参 6g	生姜 10g	大枣 5 枚
半夏 10g			

7 剂。

【笺疏】下肢疼痛，周身疼痛，自觉有一股气在身体走窜，刘老把这种现象称为"肝气窜"，认为其主要机制是肝气不舒，不循常道，在皮肤肌肉甚至在胸腹腔内乱窜乱行；所至之所，或生胀闷，或见疼痛。气窜行为风，肝主风。如果纯为实证，那就应该疏肝泄风，可以用柴胡疏肝散化裁。如果兼有正虚，气虚有寒，柴胡桂枝汤最为对症。本案病例畏恶风冷；恶寒者，虚故也。所以处方用柴胡桂枝汤。师父每用本方治疗肝气窜，每每能取得良好疗效。桂枝汤外可以调和太阳营卫之气，内可调理脾胃，鼓舞气血生化之源。

秦某，女，43 岁。1988 年 5 月 16 日，初诊：

周身不适，乏力，已绝经年余，无白带，头晕，寐差，心烦胸闷，手心热。拟丹栀逍遥散。

柴胡 12g	栀子 10g	丹皮 10g	茯苓 20g
白术 10g	当归 10g	白芍 10g	薄荷 2g^{后下}
生姜 3g	香附 10g	郁金 10g	

7 剂。

【笺疏】本案病历按患者诉说顺序记录，所以稍显凌乱，无清晰的头绪。42 岁即已绝经，天癸已竭，所以其人肝肾精血亏虚是一定的。妇人以血为本，故周身不适、乏力、头晕、寐差大概率都是由于血虚。心烦、手心热是血虚生内热的反映。胸闷由于气郁。故处方用丹栀逍遥散为基本方，加香附郁金疏肝理气。香附、郁金是刘老在疏肝理气时十分喜用的一组对药。血虚肝郁、郁热内扰的病证常见于妇女围绝经期及卵巢早衰；丹栀逍遥散对于这种类型的病证很适用。

马某，女，62 岁。1988 年 3 月 7 日，初诊：

腿痛，骨质增生，胃纳欠佳，呃逆，大便干，三日一次，口干，口苦，头痛，高血压，脉弦。

苍术 10g	厚朴 12g	陈皮 12g	大黄 3g
柴胡 12g	黄芩 9g	半夏 10g	生姜 10g
片姜黄 10g	川芎 9g	香附 10g	栀子 10g

茵陈 12g

6 剂。

1988 年 3 月 14 日，二诊：

菊花 10g	蒺藜 10g	龙胆草 10g	夏枯草 15g
坤草 15g	牛膝 10g	泽泻 15g	半夏 12g
竹茹 12g	陈皮 10g	茵陈 15g	通草 10g
滑石 10g	钩藤 10g	片姜黄 10g	川芎 6g

6 剂。

【笺疏】腿痛，骨质增生，胃纳欠佳，呃逆，大便干且三日一次，口干，口苦，头痛，高血压，脉弦，一派壅滞阻塞现象，属于邪实之证，治之宜用泻法，疏通之，开泄之。故处方用柴胡汤四味合平胃散、越鞠丸疏泄少阳，运转枢机，而解诸郁。去甘草以避壅缓，加片姜黄、茵陈蒿、大黄以加强疏通之力。二诊病历无脉症记录，治疗仍守疏泄邪气的治疗方向。处方中可见三草降压汤，其他药物体现疏肝息风、清泻肝经湿热、理气活血的治法。

刘某，女，65 岁。1987 年 5 月 11 日，初诊：

双膝关节疼痛多年，近年来加重，呈抽痛性质，下蹲困难。纳可，经常失眠。大便日二次，不干，小便正常。舌红。

萆薢 12g	木瓜 10g	牛膝 10g	杜仲 10g
枸杞 10g	菟丝子 10g	白芍 20g	当归 10g
伸筋草 10g	炙甘草 10g	寄生 30g	

6 剂。

1987 年 5 月 19 日，二诊：

纳谷增加。膝痛如前，自觉乏力，口干舌红。

知母 9g	黄柏 9g	苍术 10g	白术 10g
当归 10g	白芍 10g	木瓜 10g	牛膝 10g
羌活 3g	独活 3g	生地 6g	炙草 6g
木通 9g	防己 10g	枳壳 6g	槟榔 6g

6 剂。

【笺疏】本病例膝关节疼痛多年，下蹲困难。病在下为湿，病久血瘀，掣痛为风，舌红为热，故本案病例的基本病机要素为风湿热痹，兼有瘀血阻络。治之宜清热疏风，除湿通痹，活血通络。不过从处方看，虽然也用萆薢、木瓜、伸筋草清热祛湿，但主要用的还是补肝肾、壮筋骨药物，如当归、白芍、杜仲、牛膝、枸杞子、菟丝子、桑寄生、炙甘草。所以笔者认为本案病例一定具有若干形色气血不足的临床特点，如二诊病历中记载有"乏力"一症，即是佐证。虚实夹杂，初诊选择以补益肝肾为先。失眠是一个副症，无论失眠是由气血不足、心神失养导致，还是郁热或疼痛扰神导致，都不需要特别治疗。痹证的主要病因为湿邪，故检查时应当留意二便情况。伸筋草具有祛风湿、缓解筋肉痉挛的特别功能，故被誉为"伸筋草"。曾记得我岳父脑卒中后遗症左侧偏瘫，左腿拘挛，不能屈伸，请湖北中医学院（现湖北中医药大学）副院长洪子云先生诊治，洪先生依据张仲景用芍药甘草汤治"脚挛急"的方法，投芍药甘草汤加伸筋草。岳父自诉服药后左下肢挛急逐日减轻，日松一寸。

二诊见药后虽然纳谷增加，然膝痛如前，故转方用加味苍柏散治湿热痹痛，并加一味枳壳理气。师父对虚实夹杂之病，量其虚实，先补其虚，后泻其实。本案体现了这一先后治疗顺序。

张某，女，成年，住杨二营。1989 年 4 月 17 日，初诊：
腿酸，乏力，经少，带多，便干，叹息。舌淡红，苔黄腻，脉滑。

| 川芎 10g | 苍术 10g | 香附 10g | 栀子 10g |
| 神曲 10g | 木香 10g | 砂仁 10g | |

7 剂。

【笺疏】腿酸，乏力，经少，这三个症状不具有寒热虚实特异性，各种病机都可能导致这样 3 个症状。但是白带多一定是湿邪下注。大便干，喜叹息，这是肝气郁滞，肠道失于疏泄的表现。舌淡红乃正常舌色，在此不影响辨证结果。苔黄腻，脉滑，说明湿中蕴热。由此可以推知，腿酸、乏力、月经量少都缘于湿热阻滞。湿热阻碍气血，胃肠郁滞，故处方用治六郁的经典名方越鞠丸为基础方，以解诸邪之郁。更加木香、砂仁行气化湿。

田某，女，37 岁。1987 年 9 月 14 日，初诊：
右腿肚麻痛二年余。月经正常，腰酸痛。二便正常。脉弦细。拟当归拈痛汤法。

当归 15g	茵陈 15g	白术 10g	茯苓 30g
泽泻 15g	猪苓 15g	防己 12g	羌活 6g
党参 6g	黄芩 3g	炙甘草 6g	升麻 3g

苦参 10g	知母 10g	葛根 12g	苍术 10g
黄柏 10g			

6 剂。

1987 年 9 月 21 日，二诊：

服药后病情减轻，脚麻，腰胯痛。

防己 12g	苍术 10g	白术 10g	党参 10g
当归 15g	茵陈 12g	苦参 10g	黄柏 10g
茯苓 20g	泽泻 12g	猪苓 12g	炙甘草 6g
升麻 3g	知母 10g	葛根 10g	羌活 5g
木瓜 10g	牛膝 10g		

6 剂。

1987 年 9 月 28 日，三诊：

腰胯疼痛，左腿麻木。二便调。

双花 15g	赤芍 12g	陈皮 10g	归尾 12g
川芎 10g	甘草节 9g	土贝 10g	天花粉 10g
乳没各 10g	炒山甲 10g	红花 10g	牛膝 10g

6 剂。每日 1 剂。

1987 年 10 月 15 日，四诊：

腿麻好转，余症如前。腰胯痛，尿频，月经正常，怕冷。

桂枝 12g	白芍 12g	当归 20g	通草 10g
大枣 12 枚	细辛 5g	炙草 9g	

6 剂。

【笺疏】所谓"腿肚麻痛"即小腿或曰腓肠肌既麻且痛。肢体疼痛的最常见的病机是湿邪痹阻。如果临床不见明显的寒气表现，那就可以认为属于湿热；无寒证者即热。脉弦细说明存在正虚病机。刘老认为湿热痹阻肢体，不仅可能引起疼痛，也常常出现麻木。麻木一症也可以作为诊断气血不足的一个依据。故"拟当归拈痛汤法"，用《医宗金鉴》治疗"虚湿热"的当归拈痛汤为基本方，增加一味黄柏，与苍术成二妙散，以治下肢湿热。本案病例的症状主要在于腰腿，其病在下，故升麻用量较小，用防己而不用防风。舌色淡红，虽曰有热，但热气不甚，故黄芩用量也小。药后症状减轻，效不更方，仍守当归拈痛汤进退，去黄芩，留黄柏，再加牛膝，以成三妙散，加强对下肢的治疗。更加木瓜除湿清热。

三诊时犹有腰胯疼痛，左腿麻木。由于一诊、二诊都用当归拈痛汤除湿清热、疏风通痹，兼补气血，且考虑到病历二年，有久病入络可能，故转方用仙方活命饮活血化瘀，通痹止痛。药后腿麻好转，然余症如前，且有尿频、恶冷现象。"恶寒者，虚故也"。既然如此，则尿频也应该是正气虚寒、收摄无力的表现。然毕竟以腰腿疼痛、麻木为主要症状，故转方投《伤寒论》治疗血虚寒凝的当归四逆汤养血通脉，温阳散寒。

王某，男，28岁，住顺义。1989年8月19日，初诊：

手腕足踝关节疼痛两年，不红不肿。溲黄。化验正常。舌苔腻，脉弦。风湿热。

桂枝12g	桑枝12g	秦艽10g	苍耳子10g
海桐皮12g	片姜黄12g	生石膏30g	防己15g
杏仁10g	通草10g	滑石10g	薏米30g
蚕沙10g^{包煎}	红花10g	鸡血藤15g	

12剂。

【笺疏】身体痹痛多由湿邪为患。本案病例苔腻，更是湿邪的明确反映。痛处虽然不红不肿，但尿黄却是湿邪兼热的明证。故处方用加减木防己汤为基本方，再沿除湿清热、活血化瘀两条路线适当添加药味，加桑枝、秦艽、苍耳子、海桐皮、滑石、蚕沙除湿清热，加红花、片姜黄、鸡血藤活血化瘀，通痹止痛。苍耳子一般认为是治鼻病的专病专药，其实它也是祛风除湿的一味好药。在用于治疗鼻病以外，古今医生还用它治疗湿痹、带下。

马某，女，39岁，住顺义。1989年7月31日，初诊：

周身疼痛酸沉，尤以两腿与两臂为甚。脉弦，舌苔黄略腻。湿热之邪客于关节。加减木防己汤为宜。

防己15g	丝瓜络10g	通草10g	桂枝12g
红花10g	滑石10g	片姜黄12g	赤芍10g
苡米30g	海桐皮12g	生石膏30g	蚕沙10g^{包煎}
秦艽10g	杏仁10g		

7剂。

1989年8月7日，二诊：

疼痛见轻。

海桐皮12g	防己15g	滑石12g	通草10g

炒山甲 9g   桂枝 12g   片姜黄 12g   杏仁 10g

蚕沙 10g^{包煎}   葛根 12g   生石膏 30g   苡米 30g

川芎 10g

7 剂。

1989 年 8 月 14 日，三诊：

上肢之痛已解，两腿酸痛未瘳。舌黄腻而脉弦滑，拟利湿清热之法。

防己 15g   羌活 4g   当归 10g   木瓜 10g

苍术 10g   木通 10g   独活 6g   白芍 10g

牛膝 10g   白术 10g   知母 10g   黄柏 10g

胆草 10g   胆星 10g   枳壳 10g   槟榔 10g

7 剂。

1989 年 8 月 21 日，四诊：

两腿与腰酸痛且沉。脉数舌腻。

生石膏 30g   苡米 30g   丝瓜络 10g   防己 15g

杏仁 10g   海桐皮 12g   蚕沙 10g^{包煎}   通草 10g

片姜黄 12g   滑石 15g   藿香 10g   苍术 10g

黄柏 10g   桂枝 10g   石见穿 10g

7 剂。

1989 年 8 月 28 日，五诊：

苍术 10g   大黄 1.5g   海桐皮 12g   苦参 10g

防己 15g   滑石 15g   木瓜 10g   川楝 10g

木通 10g   片姜黄 12g   牛膝 10g   苡米 30g

胆草 10g   桂枝 10g   黄柏 8g   槟榔 10g

枳壳 10g   忍冬藤 20g   鸡血藤 20g

7 剂。

【笺疏】周身疼痛酸沉，尤以四肢为甚。脉弦主痛，苔黄腻为湿热的反映，所以其病为"湿热之邪客于关节"。处方用师父治疗湿热痹痛最喜欢应用的加减木防己汤为基础方，仍然沿清热祛湿、活血化瘀两条路线适当增添药味，以确保药力：加秦艽、海桐皮、蚕沙、丝瓜络、滑石清热疏风除湿通痹，加红花、片姜黄、赤芍活血化瘀，通络止痛。药后痹痛减轻；病减药减，故二诊处方仍守上方，去秦艽及丝瓜络、红花、赤芍，改用山甲、葛根、川芎，药味虽有变化，目的依旧是加强活血化瘀、通痹止痛功能。

三诊时上肢之痛已经消失，不过两下肢酸痛未瘳。舌黄腻而脉弦滑，仍是湿热特征。病在下者湿胜，故"拟利湿清热之法"。转方用加味苍柏散为基本方，由于病证在下而不在上，故羌活、独活适当减量。考虑生地黄、甘草或于清利湿邪不利，故去生地黄、甘草。加枳壳、胆南星化痰理气。在已用知柏的情况下，仍然再加龙胆草，一定是见本病例湿热较重。四诊还用二诊处方，稍做调整。用藿香化湿，加石见穿通痹。石见穿具有清热解毒、活血止痛功能，师父在治疗身体痹痛时或有应用。五诊病历未记录病情，仍守清利湿热、理气疏风、活血通痹方法。

刘某，女，29岁，住平谷。1988年6月27日，初诊：
产后周身诸节疼痛半年余，麻木，脉弦细。血虚受湿。

当归 15g	茵陈 12g	白术 10g	云苓 30g
猪苓 15g	泽泻 15g	防己 12g	羌活 4g
党参 10g	苦参 10g	知母 10g	葛根 10g
苍术 10g	黄芩 3g	升麻 2g	炙草 6g
黄柏 6g			

7剂，水煎服。

【笺疏】产后周身疼痛、麻木。由于痹痛多湿，产后多虚，所以本案病例显然属于"血虚受湿"。脉细主血虚，麻木多为气血不足，所以脉细、麻木也是诊断"血虚受湿"的依据。产后受湿不一定为湿热。本案拟定清热除湿方法，则本病例一定有湿热特征。处方用清利湿热、补益气血之法，投《医宗金鉴》治疗"虚湿热"的当归拈痛汤，另加一味黄柏，与苍术成二妙散，以加强清热除湿的功能。

杨某，男，44岁，住南法信西杜兰庄。1986年11月10日，初诊：
后背及腿痛，脉弦而数，舌苔白腻，溲黄。湿热痹。

木防己 12g	桂枝 12g	片姜黄 10g	炒山甲 10g
双花 15g	生石膏 30g	滑石 15g	通草 10g
杏仁 10g	薏米 30g	蚕沙 10g 包煎	石见穿 10g
南红花 10g	木通 10g	栀子 9g	

6剂，水煎服。
1986年11月17日，二诊：

症状减轻。近日左胁下痛，腿痛，溲黄，脉弦，舌淡、苔薄白、齿痕。

柴胡 12g	黄芩 10g	半夏 10g	生姜 10g
炙草 6g	党参 6g	桂枝 10g	白芍 10g

4 剂，水煎服。

初诊方去栀子，石膏减至 20g，滑石减至 12g。

7 剂。

1986 年 12 月 1 日，三诊：

苔白腻，舌尖红。类风湿因子阳性。胁痞，腿痛。

生石膏 30g	木防己 12g	通草 10g	杏仁 10g
薏仁米 30g	滑石 15g	桂枝 12g	赤芍 10g
红花 10g	茜草 10g	片姜黄 10g	川芎 9g
蚕沙 9g ^{包煎}			

6 剂，水煎服。

1986 年 12 月 8 日，四诊：

腿疼痛已减，苔白质淡。

桂枝 15g	当归尾 10g	片姜黄 10g	川芎 10g
赤芍 12g	红花 10g	桑枝 12g	木防己 12g
生石膏 30g	杏仁 10g	薏米 30g	通草 10g
蚕沙 10g ^{包煎}	枳壳 9g	滑石 15g	

6 剂，水煎服。

【笺疏】后背及腿痛，脉弦而数，舌苔白腻，溲黄，显然为"湿热痹"证。故处方以常用治湿热痹之加减木防己汤为基本方，在加金银花、滑石、蚕沙、石见穿、木通、栀子清热祛湿，加片姜黄、山甲、红花活血化瘀，通痹止痛。药后病减。患者诉近日左胁下疼痛，腿痛，溲黄。诊得脉弦，舌淡，有齿痕，苔薄白。脉弦，左胁下疼痛属少阳，苔薄白，腿痛属太阳。故转方投治太阳少阳同病的柴胡桂枝汤两和太少。胁下痛，去去大枣。由于此胁下痛为新病，所以仅投 4 剂。服 4 剂后，仍回来治湿热痹证。由于舌淡，有齿痕，苔薄白，这提示即使为湿热痹证，然热邪不甚，故守初诊处方去掉苦寒之栀子，并将石膏、滑石适当减量。三诊、四诊继续守方治疗湿热痹痛，仍以加减木防己汤为基本方，三诊处方加滑石、蚕沙清热利湿，加赤芍、红花、茜草、片姜黄、川芎活血化瘀，通痹止痛。四诊去茜草，易之以当归养血活血，加枳壳理气，加桑枝通肢节、祛风湿。

孙某，男，29 岁。1988 年 2 月 1 日，初诊：

1 年来腰腿痛，近加胃痛，小便有时发黄。

防己 12g	木通 10g	苍术 10g	白术 10g
黄柏 10g	知母 10g	当归 10g	白芍 10g
木瓜 10g	牛膝 10g	羌独活各 4g	炙甘草 3g
槟榔 10g	大腹皮 10g	茵陈 12g	

7 剂，水煎服。

1988 年 2 月 9 日，二诊：

柴胡 12g	川芎 10g	苍术 10g	香附 10g
栀子 10g	神曲 10g	黄柏 6g	防己 10g
茵陈 10g	牛膝 10g	豨莶草 20g	当归 10g
白芍 10g			

12 剂，水煎服。

1988 年 2 月 24 日，三诊：

服药后症状减轻。胃脘稍不适，打嗝，拔气。近日肝区疼，口涩，舌淡，苔黄腻，右脉浮弦，左脉沉细。

柴胡 12g	川芎 10g	苍术 10g	香附米 10g
栀子 10g	神曲 10g	黄柏 6g	汉防己 10g
元胡 10g	牛膝 10g	当归 10g	川楝子 10g
白芍 10g	甘草 6g		

5 剂，水煎服。

1988 年 2 月 29 日，四诊：

胃脘堵满不适，大便日 3～4 次，便溏，呃逆，嗳气，易饥。苔黄腻，口涩，口干喜温饮。

茵陈 12g	云苓 30g	苍术 10g	厚朴 12g
陈皮 10g	半夏 10g	生姜 10g	柴胡 12g
黄芩 6g	黄连 6g	白芍 10g	炙甘草 3g

7 剂，水煎服。

【笺疏】腰腿疼痛常由于湿热，若为湿热实证，师父多用加味苍柏散。本处方以加味苍柏散去生地黄，加大腹皮、茵陈。其中羌活辛散，而病在于下，故用量较小。病因为湿热邪气，故甘草用量亦小，并去生地黄，防止滋腻。此次处方侧重治下肢痹痛。二诊未记录服药后的病情变化，转方用越鞠丸治胃脘六郁，同时用黄柏、防己等治湿热痹痛。服药见效，效不更方，故三诊仍守二诊处方，胃脘与下肢两面兼顾。由于见肝区疼痛，故增用金铃子散，并以芍药甘草汤活血通络，缓急止痛。四诊时胃脘痞满不适，大便日三四行，便溏，呃逆，嗳气，易饥，舌黄腻，口涩，口干喜温饮，几乎全部症状都来自脾胃病变，属于脾胃湿热，故处方用柴平煎合二陈汤化裁，加黄连清热和胃。如此加味，则处方又基本包含和胃消痞的半夏泻心汤。加茵陈清中焦湿热，加芍药配合柴胡疏泄胃肠，而消痞满。

杨某，女，39岁，住顺义后沙峪回民营。1987年11月16日，初诊：
近一月来腰痛，连及右腿酸痛，下蹲时疼痛加重。

双花 12g	赤芍 12g	当归尾 12g	川芎 10g
陈皮 10g	乳没各 9g	防己 10g	通草 10g
土茯苓 12g	薏米 12g	滑石 10g	茯苓 30g
车前子 10g 包煎	苍术 9g	黄柏 9g	

6剂，水煎服。
1987年11月25日，二诊：
服药后疼痛减轻。右下肢出现痒疹，搔抓后破溃、渗出，手掌红。左脉沉弦，右脉浮弦。

苍术 10g	黄柏 10g	牛膝 10g	赤芍 15g
当归 10g	薏仁 20g	车前子 10g 包煎	连翘 20g
乳没各 6g	茯苓 30g		

7剂，水煎服。
1987年11月30日，三诊：
病情同前述。

| 白鲜皮 15g | 苦参 10g | 地肤子 10g | 黄柏 10g |
| 苍术 10g | 双花 10g | 公英 10g | 木通 10g |

6剂，水煎服。

【笺疏】我的印象本案病例为由腰椎病引起的腰腿疼痛，仅依据现有的病历文字尚不能判断腰椎病的类型。师父辨证为湿热痹阻兼血瘀，不过从病历看不出辨证依据。大抵血瘀的特征有疼痛部位固定不移、面色及舌色暗，舌有瘀斑，或舌底静脉扩张、迂曲等。湿热的特征有舌苔腻、形盛手温、尿黄等。处方以仙方活命饮合木防己汤、二妙散为基本方。对于身体痹痛之由于瘀血者，师父每每用仙方活命饮。服药后疼痛减轻，但右下肢出现痒疹，搔抓后破溃、渗出。这种现象，或许为患者对乳香、没药过敏；我在临床上也遇到过服乳、没出现皮肤过敏的情况，一般不需要做特殊处理，二三天即可自行消失。也可以把皮疹理解为在药物的作用下，湿热邪气外发于皮肤的表现，故右脉浮。皮肤痒疹、破溃、渗液是湿热的典型特征，且手掌赤，故二诊处方用四妙散加归、芍理血活血，另用车前子、连翘、茯苓疏风利湿，仍用乳、没，但减其用量。三诊似乎皮损没有得到有效控制，瘙痒、渗液仍较突出，故转方用白鲜皮、苦参、地肤子、黄柏、苍术、金银花、蒲公英、木通疏风止痒，清利湿热。

赵某，女，59岁。1987年9月14日，初诊：

两手痛，两足痛，腰酸，纳差，失眠，尿黄，大便可，口渴。

防己 12g	桂枝 12g	海桐皮 12g	片姜黄 10g
生石膏 35g	杏仁 10g	薏米 30g	通草 10g
滑石 15g 包煎	蚕沙 10g 包煎	知母 10g	苍术 6g
黄柏 6g	牛膝 10g	木瓜 10g	木通 10g

6剂，水煎服。

1987年9月21日，二诊：

服药手足痛明显好转，便调。

茵陈 12g	通草 10g	杏仁 10g	薏米 30g
谷芽 10g	滑石 12g 包煎	竹茹 12g	防己 10g
生石膏 30g	片姜黄 10g	海桐皮 10g	桂枝 10g
苍术 6g			

1987年9月28日，三诊：

手握力增加，口干心烦，失眠，便调，脚心痛。

生石膏 30g	知母 10g	桂枝 10g	防己 12g
杏仁 10g	薏米 30g	通草 10g	滑石 12g
苍术 10g	黄柏 10g	白芍 12g	牛膝 10g
蚕沙 10g 包煎	竹叶 10g		

6剂，水煎服。

1987年10月12日，四诊：

近因停药，左脚肿，腰痛，尿频，尿少，尿黄，失眠，纳可，脉弦。

苍白术各 10g	茯苓 30g	猪苓 20g	泽泻 15g

防己 10g	滑石 12g^{包煎}	茵陈蒿 12g	木通 10g
木瓜 10g	牛膝 10g	枳壳 10g	黄柏 6g

6 剂，水煎服。

【笺疏】脾胃主手足。两手足疼痛，纳差，其病与脾胃病变的关系较大。肢体疼痛最常见的病因为湿邪，或为湿热，或为寒湿。尿黄、口渴等反映湿热性质。当然，诊断本案病例为湿热，依据不会仅仅只有尿黄、口渴。故处方用加减木防己汤合四妙散为基础方，另加海桐皮、滑石、蚕沙、木瓜、片姜黄等清热祛湿、活血止痛之品。二诊、三诊时手足疼痛逐渐明显减轻，故守方仍用加减木防己汤。病减药减，故适当减去清热祛湿药味。

四诊时因为停药数日，症状出现反复，左脚肿，腰痛，尿频、尿少，从当归拈痛汤取茵陈四苓汤等物，从加味苍柏散取木通、木瓜、牛膝、黄柏等，以清利湿热，蠲痹止痛。

张某，女，66 岁。1987 年 9 月 21 日，初诊：
右膝肿痛二年，尿道灼热，左膝痛硬。脉弦。

双花 12g	当归 12g	赤小豆 30g	赤芍 15g
陈皮 10g	大贝 10g	乳没各 9g	防己 10g
薏米 15g	滑石 15g	茵陈 15g	苦参 9g
红花 9g	牛膝 10g	枳壳 10g	

6 剂。

1987 年 9 月 28 日，二诊：
右膝肿痛略减，余症基本同前。

苍术 10g	黄柏 10g	羌独活各 3g	白术 10g
生地 6g	知母 10g	白芍 12g	当归 12g
牛膝 10g	木通 10g	防己 10g	木瓜 10g
槟榔 10g	炙草 6g	泽泻 12g	车前子 12g^{包煎}

6 剂。

1987 年 10 月 19 日，三诊：
膝痛又减，脉沉弦，质暗苔白。散风活血利湿。

桂枝 10g	白芍 10g	知母 6g	麻黄 4g
白术 30g	陈皮 10g	甘草 10g	附子 6g
当归 20g	全蝎 3g		

6剂。

【笺疏】右膝肿痛，病已二年，左膝关节疼痛且硬，尿道灼热，这显示不仅有湿热之邪，而且存在瘀血。脉弦主痛。处方用仙方活命饮为基本方，活血祛瘀，通脉止痛。然仙方活命饮缺少清利湿热之力，故加茵陈、薏苡仁、滑石、苦参等清热利湿蠲痹。师父治疗身体痹痛，常常注意适量用枳壳等物调理气机。理气药能加强清热利湿、活血化瘀的药效。

二诊见右膝肿痛略减，余症基本同前，药效比较平淡，故转方用加味苍柏散化裁，重点治其湿热。由于病痛在下，故羌、独活用量较小。由于湿邪痹阻，故生地黄、甘草用量亦小。肿痛在下，故再加泽泻、车前子利尿除湿。

霍某，女。住顺义。1989 年 8 月 7 日，初诊：

项背酸疼不适，舌腻，脉沉。太阳经气不利挟有风湿之邪，羌活胜湿汤加减。

蔓荆子 6g	羌活 6g	藁本 4g	片姜黄 12g
川芎 10g	独活 6g	防风 6g	葛根 12g
五灵脂 10g	红花 10g	苍术 6g	白术 6g

7剂。

1989 年 8 月 14 日，二诊：

| 白术 12g | 泽泻 16g | 天麻 10g | 川芎 10g |
| 半夏 12g | 陈皮 10g | | |

7剂。

【笺疏】项背酸疼不适，病痛在上。伤于风者，上先受之。故知病因主要为风邪。苔腻为湿，脉沉为痹。太阳经循项背。故辨证为"太阳经气不利挟有风湿之邪"，用羌活胜湿汤加减。加葛根疏通太阳经，加二术疏风祛湿，加五灵脂、红花活血通脉。二诊病历未记录病情。从处方看，应该是项背疼痛已经减轻，而患者诉近日头晕。故转方用《金匮要略》治眩晕的泽泻汤为基本方，并从程钟龄半夏白术天麻汤借来天麻、半夏和陈皮三物，以化痰止眩。另加川芎活血化瘀，理气祛风。川芎的最重要作用靶点之一是头部，于头痛、头晕的治疗较为常用。

李某，女，42 岁。住杨镇。1989 年 8 月 7 日，初诊：

脉沉，舌苔白腻，舌体胖。左腿沿太阳经酸痛不愈。湿热下注之证。苍柏散。

苍术 10g	知母 10g	羌活 3g	当归 10g
防己 15g	白术 10g	黄柏 10g	独活 3g
白芍 10g	木通 10g	木瓜 10g	牛膝 10g
槟榔 10g	炙甘草 3g		

7 剂。

1989 年 8 月 14 日，二诊：

湿热客于太阳之经。

茯苓 30g	苦参 10g	木瓜 10g	黄柏 10g
槟榔 10g	泽泻 15g	防己 15g	牛膝 10g
丝瓜络 10g	薏米 15g	猪苓 20g	木通 10g
苍术 10g	枳壳 10g	胆草 10g	

7 剂。

【笺疏】风伤于上，湿伤于下。左腿沿太阳经酸痛不愈，且苔白腻，舌体胖，这显然是湿邪痹阻。脉沉主痹。从病历文字尚看不出热邪特点。不过是否有热，那完全也可以从患者的形色看出。师父既然判断为"湿热下注之证"，一定有其依据，不可能凭空臆断。我还想指出的是，他不仅对湿热的判断有依据，而且对实证的判断也一定有依据，不然他不会用加味苍柏散。病痛在下，故羌活、独活这样偏重于祛风的药物用量较小，而苍术、白术等偏重于祛湿的药物用量较大。脉沉，痹痛，湿热阻塞，故甘草用量也轻。二诊病历未记录服药后的病情变化，从处方上看，由于以四妙散为基本方，重用 30g 茯苓，并以 15g 泽泻、20g 猪苓助之，重点利湿，更加苦寒之苦参、龙胆草清热祛湿，故知二诊时肿痛明显，热象比较突出。

陈某，女，34 岁。1987 年 2 月 16 日，初诊：

左腿"肌纤维瘤"术后又起，左胁下不舒，咳嗽时作，夜多梦，带下多，月经尚调。

白芍 30g	炙甘草 12g

6 剂。

1987 年 3 月 2 日，二诊：

腿痛略减，胸中、腋下胀满。

柴胡 12g	黄芩 10g	半夏 12g	生姜 12g
党参 6g	炙草 9g	大枣 7 枚	白芍 30g

6剂。

【笺疏】机体肿瘤，在内脏多称为癥积，在外则称为肿结、痛疽。结者，气血痰邪凝结、结实为病也。肌纤维瘤属于肿结，即使在古代，也会采用外科手术方法治疗。本案左腿肌纤维瘤术后复发，从二诊病历看，其症状主要是腿痛，另外还有左胁下不舒、咳嗽、多梦、带下多。胁下病证多与肝胆有关。带下多为湿邪下注。咳嗽、多梦为副症，对本案病例的辨证意义不强。治法应该是疏肝理气、活血化瘀、化痰散结，兼以除湿止带，似乎不会单用芍药甘草汤。但是，腿痛既然是主诉，如果腿痛是最突出的症状，且其程度比较严重，那么治疗就可以先治腿痛。师父在临床上很重视抓主症的辨治方法。初诊抓住腿痛的主症，投芍药甘草汤，重用白芍缓急止痛。芍药也有舒肝缓急、疏肝活血的功能，所以芍药甘草汤也有望缓解左胁下不舒。二诊时腿痛略减，胸中、腋下胀满。胸中闷、胁下满，此为柴胡证，属少阳。腿痛为表证，属太阳。故二诊转方用治疗太少两郁的柴胡桂枝汤，去大枣，重用芍药，依然为芍药甘草汤之用。师父对身体疼痛而兼见柴胡证的病例，常投柴胡桂枝汤。其实本处方既然能疏肝理气，活血散结，所以也有望对控制肌纤维瘤生长有一定效果。

梁某，女，50岁。住杨镇。1989年8月7日，初诊：
脉濡，舌白腻。两手腕关节及后背酸痛不适，脚趾发麻。湿热之邪伤及关节。

桂枝 12g	防己 15g	片姜黄 12g	川芎 10g
白芍 10g	海桐皮 12g	当归 10g	枳壳 10g
桔梗 10g	薏米 30g	通草 10g	杏仁 10g
金银藤 15g			

7剂。

1989年8月14日，二诊：
舌苔白厚。湿胜之象。

羌活 6g	防己 15g	川芎 10g	五灵脂 10g
独活 6g	白术 10g	片姜黄 12g	通草 10g
防风 6g	苍术 10g	红花 10g	滑石 12g

7剂。

【笺疏】师父先述脉象、舌象，由医助记录在案。脉濡，舌白腻，此为湿邪的典型舌、脉。所以本案病例的关节、后背酸痛，以及脚趾发麻应该由湿邪痹阻引起。师父的辨证结果为"湿热之邪伤及关节",那热邪的辨证依据在哪里?可以把面色、形气,以及手与臂的温度作为参考。在对本案病例进行检查时,师父未述,所以医助也未记。处方用加减木防己汤为基本方,去生石膏,大概热象并不明显。其实师父很重视生石膏这味药物在湿热痹证治疗中的应用。只要热象明显,他在用加减木防己汤的时候,肯定不会弃用生石膏。湿热痹阻,气血滞塞,故另加片姜黄、川芎、白芍、海桐皮、当归、枳壳、桔梗、金银藤理气活血,清热除湿,蠲痹止痛。二诊病历未说明服药后痹痛变化,只记载舌苔白厚。舌苔白厚乃"湿胜之象",故处方用二活、二术、防己、通草、防风、滑石散风祛湿,另加川芎、红花、片姜黄、五灵脂活血止痛。

张某,女,61岁。1987年9月7日,初诊:

右膝关节疼痛二三年,近半年来加重,活动不利。肩臂疼痛,大便二三日一行,偏干,纳尚可,夜寐不宁。舌红苔黄,脉滑。

防己 12g	木通 10g	茵陈 12g	薏米 20g
滑石 12g	桂枝 10g	片姜黄 10g	海桐皮 10g
羌独活各 4g	木瓜 10g	牛膝 10g	当归 10g
白芍 10g	苍术 10g	黄柏 10g	知母 10g
槟榔 9g	赤小豆 20g	乳没各 6g	

6剂。

1987年9月14日,二诊:

膝关节痛势减轻,大便三四日一解,便干,口干,眠差,尿时黄,脉沉滑。

双花 12g	大黄 2g	当归 12g	赤小豆 30g
防己 12g	滑石 12g^{包煎}	杏仁 10g	薏米 30g
红花 9g	赤芍 10g	陈皮 10g	甘草节 9g
大贝 9g	乳没各 9g	花粉 10g	

6剂。

西黄丸2瓶,每次服1瓶,晚上临卧服。

1989年9月21日,三诊:

膝关节已不痛,肿势亦减,尿黄,便调。

防己 12g	片姜黄 10g	葛根 12g	桂枝 10g
羌活 3g	独活 3g	防风 6g	五灵脂 9g
红花 9g	当归尾 12g	鸡血藤 16g	枳壳 9g

6剂。

1989年10月5日，四诊：

膝肿痛又减。近来肩背疼痛，纳可，大便二三日一行，不干。

防风 10g	桔梗 9g	杏仁 9g	枳壳 9g
羌独活各 3g	藁本 5g	炙草 6g	川芎 10g
片姜黄 10g	五灵脂 10g	红花 10g	当归尾 10g
蔓荆子 6g	威灵仙 6g		

6剂。

1987年10月12日，五诊：

服药后膝痛好转，肩背痛，脉弦。

羌活 9g	独活 9g	藁本 6g	炙甘草 6g
蔓荆子 6g	防风 9g	川芎 10g	红花 10g
五灵脂 10g	片姜黄 10g	当归 10g	赤芍 10g
桂枝 10g	威灵仙 6g	苍术 10g	

6剂。

【笺疏】本案病例身体痹痛，舌红，苔黄，脉滑，显然属于湿热之证。大便偏干，二三日一行，实也。故处方从加味苍柏散与加减木防己汤合方化裁，加海桐皮、赤小豆清热利尿，除湿蠲痹。并从仙方活命饮借来乳香、没药，另外还增用片姜黄，以活血止痛。

药后膝关节疼痛减轻，大便未能畅通，脉沉滑。湿热痹阻气血犹在，仍宜清热祛湿，理气活血。处方但用仙方活命饮合加减木防己汤化裁，并加用西黄丸清热解毒，消肿散结。西黄丸的主要成分有牛黄、麝香、乳香、没药，可以用于热毒壅结的各种病证。师父于本案用西黄丸治疗湿热痹痛，汤、丸并投，到三诊时痛止肿减。病减药减，处方用防己、片姜黄等继续清利湿热，活血止痛。其中鸡血藤养血活血，通痹止痛，也是师父治疗痹证常用的一味药物。药后疼痛进一步减轻，膝肿痛又减。师父见患者近来肩背疼痛，考虑到病在于上者，以风邪为主，故处方侧重用防风、二活、藁本、蔓荆子等疏风，桔梗、杏仁、川芎的作用重点皆在于身体上部。药后疼痛减轻，五诊遂守四诊方法。

张某，男，65岁。1987年12月28日，初诊：

腿痛十余年，劳则加重，身无力，畏寒。

| 桑寄生 30g | 杜仲 10g | 续断 10g | 当归 10g |

杭白芍 10g	桂枝 10g	黄芪 12g	党参 6g
炙甘草 6g	木瓜 10g	牛膝 10g	补骨脂 10g
炒白术 10g	石楠藤 12g		

6剂。

1988年1月11日，二诊：

腿痛略减，恶风寒，小便正常。

双花 12g	当归 10g	黄芪 10g	甘草节 6g
赤芍 10g	乳没各 7g	炒山甲 9g	花粉 10g
陈皮 10g	川芎 10g	大贝 10g	

6剂。

【笺疏】腿痛十余年，劳则加重，身无力，畏寒。气有余便是火，气不足便是寒，所以恶寒多属于气虚。腿痛劳则加重，身无力，显然也是气虚的表现。故治之以益气养血、滋补肝肾方法，处方取独活寄生汤为基本方进行加减化裁，用黄芪、党参、炙甘草、白术、当归、白芍、桂枝补益气血，用桑寄生、杜仲、牛膝、续断、补骨脂补益肝肾，亦同时用木瓜、石楠藤祛风除湿，通痹止痛。处方中可见《伤寒论》治疗营气不足之身体疼痛的桂枝新加汤（桂枝加芍药生姜各一两人参三两新加汤，下同）身影。用补药治痹痛，往往收效缓慢，故二诊时腿痛仅仅略有减轻。于是二诊改用仙方活命饮加减化裁，仍以归、芍、芪、草补益气血，同时用乳、没、山甲、贝母等活血散结，通痹止痛。

王某，女，33岁。1987年5月25日，初诊：

湿热下注，两腿作痛，带下量多，苍柏汤主之。

苍术 10g	白术 10g	黄柏 10g	知母 10g
防己 10g	木通 10g	槟榔 10g	木瓜 10g
牛膝 10g	羌活 6g	独活 6g	枳壳 9g
白芍 12g	薏米 12g	车前子 10g^{包煎}	

6剂。

【笺疏】两下肢痹痛，带下量多，显然是湿邪下注。如果是寒湿，当然也可以用《伤寒论》附子汤类方，包括真武汤。至于对热邪的认定，还是要以形色、舌象及脉症为凭。师父从来不是一见痹痛，遂认作湿热。湿热痹证也分虚实；虚证湿热，在《医宗金鉴》称为"虚湿热"，用当归拈痛汤治之。实证湿热，《医宗金鉴》称之为"实湿热"，用加味苍柏散治之。苍柏散今用作汤剂，当然也可以称之为"苍柏汤"。处方对苍柏散做了些许变化：去当归、生地黄，加车前子、薏苡仁，如此变化，我认为是考虑到湿邪偏重。由于下肢疼痛，病偏于下，故二活各仅用6g，而二术各用10g。不过我倾向于二术的用量还应该适当加大。

江某，男，68岁。1987年4月13日，初诊：

四肢抽搐，右髋疼痛麻木，苔黄腻。

生石膏 30g	桂枝 12g	赤芍 12g	钩藤 12g[后下]
桑枝 12g	络石藤 12g	丝瓜络 12g	木防己 12g
当归尾 9g	滑石 12g	薏米 30g	通草 10g
杏仁 10g	片姜黄 10g	石见穿 10g	

6剂。

1988年4月22日，二诊：

肝失所养，经络不通，时而作痛，关节疼痛，时而麻木。睡眠可，大便较干，小溲正常，时而腹部窜痛。

桑寄生 20g	宣木瓜 12g	川萆薢 12g	钩藤 12g[后下]
天仙藤 12g	络石藤 12g	生薏苡 30g	牛膝 10g
元胡索 12g	豨莶草 10g	丝瓜络 10g	乌药 10g
鸡血藤 10g			

6剂。

【笺疏】身体痹痛多由湿邪为患。麻木或由于气血不足，或由于肝风内动。肢体抽搐为风，与肝有关；因为肝主筋，主风。黄腻苔是湿热的反映。处方依旧以加减木防己汤为基本方，仍旧添加祛风除湿、活血通痹之品。不过由于存在四肢抽搐的症状，故另加钩藤息风止痉。

本案病例除了疼痛以外，还有抽搐、走窜的特点，说明兼有风邪，与肝病相关。肝主筋，肝藏血；抽搐是筋肉的症状。关节疼痛，时而麻木，大便较干，这又显示存在肝血不足的病机，因为麻木与血虚、风动有关；血虚也可以生风。故病历中就有"肝失所养，经络不通"的表述。故二诊处方在养血祛风、通痹止痛的治法下用药。由于方中仅有桑寄生、鸡血藤二物养血，故笔者认为似乎应该再加归芍为妙。

本案在形式上具有清代医家医案常见的一些特点：理法多用四个字书写，药名多用三个字书写。不过这样的形式在师父的医案里并不多见。文字简洁、质朴是师父医案在形式上的基本特点。笔者很多年以前写病历时，也曾偶然模仿这一形式，但后来注意到为医者不宜太过于注重文字形式，因为工于形式有可能影响质实，甚至以文害意，于是在文字上重回质朴、规范的道路。

赵某，女，61 岁。1989 年 3 月 6 日，初诊：

素有风湿痛。服药后痛减，遂停药一年。近日两手关节疼痛，心慌，溲黄量少，脉弦滑，舌红，苔白腻。

木防己汤加鸡血藤 10g

6 剂。

1989 年 3 月 13 日，二诊：

湿热痹。

茯苓皮 30g	防己 15g	蚕沙 10g	片姜黄 12g
桂枝 12g	海桐皮 12g	生石膏 30g	滑石 15g
薏米 30g	通草 10g	杏仁 10g	石见穿 10g
桑枝 10g	地龙 10g		

7 剂。

1989 年 3 月 20 日，三诊：

守上方加牛膝 10g。

7 剂。

1989 年 3 月 28 日，四诊：

上方服后见效，唯口干渴。

原方加花粉 12g。

7 剂。

【笺疏】关节痹痛而舌红苔腻，尿少色黄，脉弦滑，显然属于湿热为患。故处方用加减木防己汤清热利湿，蠲痹止痛，再加一味鸡血藤养血活血。

二诊病历未记录药后的病情，只书写"湿热痹"三字。可能药后的脉症无明显变化，故处方仍守加减木防己汤。由于收效不显，故二诊处方必须增加药味，以增强药力，于是于加减木防己汤中加了茯苓皮、海桐皮、片姜黄、石见穿、蚕沙、滑石、桑枝、地龙 8 味药物。由于尿少，故茯苓皮用至 30g。服药有效，效不更方，故三诊守方加牛膝补益肝肾，活血止痛。四诊时因为患者口渴，故守方加天花粉生津止渴。

李某，女，20 岁。1987 年 7 月 13 日，初诊：

下肢困重半年余，近来新增疼痛，不肿。月经不调，闭经已半年。苔腻，舌红。

苍术 10g	黄柏 10g	茵陈 12g	防己 12g
木通 10g	木瓜 10g	牛膝 10g	当归 10g
白芍 10g	薏米 30g	滑石 10g	通草 10g
车前子 10g			

6 剂。

1987 年 7 月 27 日，二诊：

舌红苔白，脉弦细。下肢困重，肌肉疼痛，月经未至。拟利湿活血通经。

炒白术 30g	茯苓 20g	薏仁米 10g	麻黄 3g
桃仁 20g	红花 10g	大黄 3g	生熟地各 10g

6 剂。

【笺疏】下肢困重，虽然不肿，其较大的可能也是湿邪为患。这是因为湿伤于下，湿胜则重。此时苔腻提供了湿邪的有力佐证。一般而言，肢体疼痛的病因也多为湿邪。所以闭经半年也可能与湿邪痹阻胞宫有关。舌红为热。故处方用治疗下肢湿热的常用经典名方四妙散为基本方，另从当归拈痛、加味苍柏等药方借来茵陈、防己、木通、木瓜等，以加强利湿清热的药力。药后腻苔已退，仍下肢困重，肌肉疼痛，月经未至。故二诊仍以治湿为主，重用白术、茯苓，更加薏苡仁，以利尿除湿。更用桃仁、红花、大黄、麻黄活血痛经。脉细，舌红，脉细主血虚，舌红主虚热；故再加适量生地黄、熟地黄养血清热。

张某，女，33 岁。1987 年 4 月 29 日，初诊：

左腿下肢静脉曲张已十余年，胀痛，过劳加重。

金银花 24g	丝瓜络 10g	豨莶草 10g	制没乳各 5g
赤小豆 30g	丹皮 5g	桑寄生 20g	牛膝 10g
钩藤 12g	木瓜 12g	六一散 12g^{包煎}	竹茹 12g

7 剂。

【笺疏】下肢静脉曲张，尤其是长期的下肢静脉曲张，对于内科来说是一种难治症。因为静脉管壁已经缺少弹性，并扩张、改构，所以治疗难度很大。静脉管壁扩张会导致该部位胀痛。扩张、曲张的静脉内存在较多量的血液淤积，回流不畅，并必然会继发静脉周围血管外组织程度不等的水肿。用中医学的眼光看，这是血瘀导致水郁、血分与水分同病的过程。内科可以尝试应用活血通脉、利尿

除湿方法治之。本处方主要包含活血化瘀、利尿消肿及除湿清热两个方面的
药味。

郝某，女，35 岁。1986 年 11 月 10 日，初诊：
双肩及后背痛，周身痛。舌边红，苔腻。

苍术 10g	白术 10g	黄柏 10g	知母 10g
防己 10g	木通 10g	当归 10g	白芍 10g
木瓜 10g	牛膝 10g	枳壳 6g	槟榔 6g
羌活 6g	防风 6g	川芎 9g	片姜黄 9g

7 剂。

1989 年 11 月 17 日，二诊：
周身作痛已减。遵前法。

枳壳 9g	槟榔 9g	苍白术各 10g	黄柏 10g
知母 10g	防己 10g	木通 10g	当归 10g
白芍 10g	木瓜 10g	牛膝 10g	羌活 6g
防风 6g	川芎 9g	片姜黄 9g	独活 6g

10 剂。

1989 年 12 月 1 日，三诊：
头痛、肢痛已轻，腰痛，下肢凉。

桂枝 12g	白芍 12g	炙草 6g	生姜 10g
大枣 7 枚	片姜黄 10g	当归尾 10g	南红花 10g

6 剂。

1989 年 12 月 8 日，四诊：

龙胆草 10g	栀子 10g	黄芩 10g	柴胡 10g
生地 6g	车前子 12g	泽泻 12g	当归 10g
木通 12g	甘草梢 6g	葛根 20g	川芎 9g
片姜黄 10g	羌独活各 3g	防风 6g	苍术 10g

黄柏 9g
6 剂。

1989 年 12 月 15 日，五诊：
证情略减，下肢及后背疼痛夜甚，白带减少。苔黄腻。

苍术 12g	厚朴 12g	陈皮 10g	白术 9g

胆草 10g	黄芩 10g	柴胡 10g	栀子 10g
车前子 12g^{包煎}	木通 10g	防己 10g	川芎 6g
葛根 10g	防风 6g	泽泻 12g	当归 6g

12 剂。

【笺疏】身体痹痛，舌红，苔腻，显然湿热为患，故处方以加味苍柏散为基本方。之所以不用生地黄，大概是考虑到地黄于祛湿有所妨碍。之所以不用独活，是因为羌活偏于走肩背、上肢，独活偏于走腰股、下肢，于是以防风易独活。加枳壳理气，加川芎、片姜黄行气活血，通痹止痛。药后痛减。效不更方；故二诊"遵前法"，守初诊处方不变。

三诊时头痛、上肢疼痛进一步减轻。患者诉腰痛，下肢凉。下肢凉既可能属于阳虚有寒，也可能属于湿热痹阻，导致阳气不能下达。腰痛既可能属于湿阻，亦可能属于肾虚，还可能属于风邪伤于太阳经。由于此前不曾有腰痛，亦不曾有下肢凉，在排除前二诊处方药物损伤人体阳气的可能以后，可以考虑患者近日感受风寒，病在太阳。故处方用桂枝汤辛温散风，甘温暖卫。桂枝汤具有双向体温调节功能，在太阳表虚的情况下，可以调和营卫，解肌退热。在营卫虚弱，恶寒肢冷的情况下，又可以提高体温。麻黄汤没有提高体温的功能。故三诊处方暂用桂枝汤解除新受的风邪，甘温暖卫。由于毕竟有身体痹痛，故仍加片姜黄、当归尾、南红花三味辛温药物，活血行气止痛。

四诊病历未记录服桂枝汤加味以后的效果，没有记录当时的脉症，处方为龙胆泻肝汤加味。从辛温补卫的桂枝汤，到苦寒清肝的龙胆泻肝汤，如此大的转变，似乎不好理解。其实这种转换只不过是在治好太阳新感之后，回过头来仍然治其湿热旧病。龙胆泻肝汤虽曰清利肝经湿热，但并非只能治肝经湿热，它亦可治疗湿热痹证。选用龙胆泻肝汤的道理无法从本案病历看出，但第五诊病历给出了答案：白带量多。我推测或许还伴有轻微的下体湿痒。厥阴肝经绕阴器。肝经湿热或见白带量多，以龙胆泻肝汤治之，疗效很好。加二妙、二活、防风、葛根、川芎、片姜黄清热祛湿，疏风活血。药后病减，守方进退。由于舌苔黄腻，故用龙胆泻肝汤合平胃散，更加防己、防风、川芎、葛根四物，以祛风除湿。

贾某，男，46 岁。1986 年 11 月 17 日，初诊：

双腿外侧疼痛，不抽搐，近日咳嗽加重，溲黄，苔腻，舌尖红。

杏仁 10g	薏米 30g	通草 10g	木防己 12g
木通 10g	苍术 10g	黄柏 10g	白芍 30g

当归 10g	龙胆草 10g	炒山甲 10g	乳没各 6g
忍冬藤 20g	地龙 10g		

7 剂，间日 1 剂。

1986 年 12 月 1 日，二诊：

肢痛渐减，溲黄。

见效。遵前方加川芎 10g、陈皮 10g。

7 剂。

1986 年 12 月 8 日，三诊：

两髋疼痛，咳嗽时疼痛加重，舌尖红，苔薄黄。

枳壳 10g	槟榔 10g	当归 10g	白芍 10g
木瓜 10g	牛膝 10g	防己 12g	木通 12g
苍术 12g	黄柏 10g	车前子 10g	薏米 30g
乳没各 9g	红花 10g	炒山甲 10g	大黄 2g

6 剂。

1986 年 12 月 15 日，四诊：

仅髋疼痛略减，溲黄。

守上方去大黄，白芍用量增至 20g。

6 剂。

【笺疏】双下肢外侧痹痛；肢体外侧为阳。尿黄，苔腻，舌红，可知其病属于湿热为患。在除湿清热、活血止痛治法下，以加减木防己汤、苍柏散和仙方活命饮各摘取若干药味，形成本处方。由于是双下肢疼痛，属于肌肉疼痛，故芍药的用量独大，取芍药甘草汤意。然而毕竟属于湿热为患，所以不用甘草。另外或许患者的身体弱小，或者痹痛程度不甚，于是采用间日 1 剂的给药方法。

二诊时见腿痛减轻，尿黄，于是"遵前方"，并加川芎、陈皮理气行血。三诊时下肢疼痛部位缩小至两髋，在咳嗽时疼痛加重，此湿热痹阻，咳嗽加重髋部气血阻力所致。治之仍需清热除湿，活血理气。处方可以理解为以苍柏散为基本方进行针对性的化裁，并从仙方活命饮借来乳没、山甲，再加上红花，以活血通痹。加枳壳、槟榔理气除湿，加车前子、薏苡仁利尿除湿。处方中用了小量大黄，我估计患者诉排便略难。药后见效，守方去大黄，倍用白芍，与初诊方重用芍药相应，既能活血缓急，通痹止痛，又有促进排便的考虑。

单某，女，80 岁。1986 年 10 月 20 日，初诊：

右膝疼痛，下引足跟刺痛。纳谷不香，厌油腻，尿频数，舌根厚。

茵陈 12g	凤尾草 12g	竹叶 10g	滑石 12g
防己 10g	木通 10g	双花 12g	乳没各 9g
当归尾 10g	赤芍 10g	川芎 6g	陈皮 10g
大贝 6g	龙胆草 6g	青黛 6g^{包煎}	牛膝 10g

6 剂。

1986 年 10 月 27 日，二诊：

腿痛减轻，苔白，舌质暗，脉弦滑。

双花 15g	当归尾 10g	赤芍 12g	牛膝 12g
川芎 10g	陈皮 10g	乳没各 10g	炒山甲 10g
甘草节 6g	大贝 10g	花粉 10g	薏米 15g
防己 10g	茯苓皮 15g		

6 剂。

【笺疏】膝关节疼痛，下引足跟刺痛，其病在骨。厌油腻，纳谷不馨，苔厚，尿频，显然此疼痛由湿热痹阻骨节引起。故拟定清热除湿、活血通痹方法，从诸常用治湿热痹证成方选取适应本症的具有清热除湿、活血通痹功能的两组药物，形成初诊处方。师父习惯将浙贝称为"大贝"。处方用青黛甚妙，因为青黛清热，具有治足跟疼痛的专长。若用青黛与木瓜配伍治足跟痛，疗效更加。药后见效。二诊仍以仙方活命饮为基本方，稍事加减，着重活血化瘀，通痹止痛。

顾某，女，34 岁。1987 年 1 月 12 日，初诊：

三年前患蛛网膜炎及蛛网膜脊椎囊肿，术后小便频数，双腿疼痛，活动不利，左腿沉胀。阴中伏热之证。

苍术 10g	黄柏 10g	木通 10g	车前子 10g^{包煎}
泽泻 12g	龙胆草 10g	柴胡 10g	黄芩 10g
栀子 10g	当归 10g	苦参 10g	贝母 10g
滑石 15g	青黛 9g^{包煎}	土茯苓 15g	茵陈 15g

6 剂。

1987 年 1 月 19 日，二诊：

小便恢复正常。仍感下肢无力，大便干。

熟地 10g	寄生 15g	当归 10g	杜仲 10g
草薢 10g	牛膝 10g	木瓜 6g	肉苁蓉 30g

白芍 10g	沙苑子 10g	首乌 12g	菟丝子 15g

10 剂，水煎服。

【笺疏】本案病例虽然说是发生于蛛网膜炎之后，以及蛛网膜脊椎囊肿术后，但是在中医眼里，双腿疼痛，左腿沉胀，活动不利，小便频数，这样的病证很明显就是湿热痹痛。由于处方用的是龙胆泻肝汤加减方，所以一定有若干湿热特征，或脉滑数，或舌红苔腻，或尿黄，或形体臃盛，凡此种种，皆有可能。不过师父既然说是"阴中伏热之证"，那么脉见沉滑，甚至沉滑数的可能性最大。既然为湿热痹阻，阴中伏热之证，故治法就是清利湿热，蠲痹止痛。这就是中医学思维。处方用龙胆泻肝汤去生地黄、甘草，合二妙散、当归贝母苦参丸，再加青黛、土茯苓、茵陈。我在临床用龙胆泻肝汤治疗这种类型的病证时，常常不去生地黄、甘草。二诊时下肢疼痛消失，患者犹觉下肢无力。湿热已去，正虚转为主要矛盾，故转方用补益肝肾方法。处方可以视为以独活寄生汤为基本方，将方中独活、秦艽、防风、细辛、川芎等辛散之品去掉，另加沙苑子、何首乌、菟丝子、肉苁蓉补益肝肾，收固精气。对于邪实正虚、虚实夹杂之证的治疗，先去邪气，用泻法；后补正气，用收法，这是基本原则。

周某，女，31 岁。1987 年 5 月 18 日，初诊：

左肩臂疼痛，窜及左颈半年余。平素心烦急躁，月经后错一周，量少，色暗，有块。舌质红，苔黄。末红 4 月 26 日。

夏枯草 15g	白芍 30g	钩藤 12g^{后下}	蒺藜 10g
当归 10g	柴胡 10g	丹皮 10g	栀子 10g
龙胆草 10g	菊花 10g	车前子 10g^{包煎}	泽泻 10g
牡蛎 20g^{先煎}			

6 剂。

1987 年 5 月 25 日，二诊：

头痛，肩臂疼痛渐减，纳谷增加，口苦，经带尚调，大便两天一行，偏干，舌红苔腻，脉弦。

柴胡 12g	黄芩 10g	龙胆草 10g	半夏 12g
生姜 12g	片姜黄 10g	牡蛎 20g^{先煎}	川楝 9g
白芍 15g	丹皮 10g	夏枯草 12g	蒺藜 10g
浙贝 10g	连翘 9g		

6 剂。

【笺疏】虽然说身体痹痛的病因病机多包括湿邪，但也有不少病例与湿邪的关系不大。肝火肝风、正气虚弱也可以导致肢体疼痛。本案病例左肩臂疼痛，走窜及左颈，就是由肝火肝风引起。身体侧面属少阳厥阴肝胆部位。且肝气为病以左侧为多见，或以左侧为甚。患者平素心烦急躁，这也是肝胆郁热的反映。月经后错，量少，色暗，有块，这些症状也显示肝郁血滞。舌质红，苔黄者，热也。肝郁化热，风火走窜，故有此肩臂颈侧疼痛。

治之宜清泻肝火，理气行血。处方用丹栀逍遥散为基本方，且重用白芍，以养血柔肝，酸寒敛肝，活血止痛。一派实证，无关脾虚，故去苓、术。加夏枯草、钩藤、白蒺藜、菊花清肝息风，加牡蛎平肝潜阳。再从龙胆泻肝汤借来龙胆草、车前子、泽泻清利湿热。刘老在临床上亦用龙胆泻肝汤治疗湿热痹痛。

药后头痛、肩臂疼痛渐减，纳谷增加；月经来潮，且经带尚调。大便偏干，两天一行，口苦，舌红苔腻，脉弦，这是肝胆犹有风火，肝经犹有湿热的表现。故处方用柴胡汤四味疏肝清热，仍用龙胆草、夏枯草、白蒺藜、连翘、牡蛎、浙贝、川楝子疏肝理气，息风平肝，清泻湿热。由于肝主藏血，肝热者亦可导致血热，故还加白芍、牡丹皮清热凉肝，活血止痛。

茹某，女，77岁，住衙门村。1986年10月20日，初诊：
苔腻。纳谷不香，周身痛，夜寐不安，腿肿。

杏仁 10g	薏仁 20g	白蔻仁 9g	竹叶 10g
厚朴 7g	通草 10g	滑石 14g	半夏 10g
藿香 6g	茯苓皮 15g	寒水石 6g	大豆卷 10g
菖蒲 9g	防己 9g	茵陈 10g	

6剂。

1986年10月27日，二诊：
脉弦，舌红少苔。口渴欲饮，寒热往来，周身作痛，不欲食。体温37.6℃。

柴胡 12g	黄芩 6g	青蒿 3g	生石膏 20g
知母 9g	炙草 6g	粳米 10g	桂枝 10g

3剂。

紫雪丹2管，每次1管，日服1次。

1986年11月2日，三诊：
舌红，脉弦滑数，按之无力。寒热已退，疼痛已减。转方养阴生津。

麦冬 30g	生石膏 30g	炙甘草 6g	太子参 15g

半夏 10g　　　　竹叶 12g　　　　粳米 12g

5 剂。

1986 年 11 月 10 日，四诊：

脉弦数，舌红而润。往来寒热，周身作痛。刻下体温 36.6℃。

柴胡 12g　　　　黄芩 9g　　　　生石膏 30g　　　　知母 10g

炙草 9g　　　　粳米 15g　　　　党参 9g

4 剂。

紫雪丹 2 管，每次 1 管，日服 1 次。

1986 年 11 月 17 日，五诊：

虚羸少气，气逆欲吐。舌红，脉弦。竹叶石膏汤主之。

党参 10g　　　　炙草 10g　　　　粳米 15g　　　　竹叶 12g

半夏 10g　　　　麦冬 30g　　　　生石膏 30g

6 剂。

【笺疏】本案先述望舌结果，后述症状。舌苔腻，纳谷不香，周身疼痛，以至于夜寐不安，下肢浮肿，显然是湿蕴三焦、湿邪下注之证。从后几诊病历看，湿中还有热邪。故治宜清利湿热，处方用三仁汤为基础方，又从甘露消毒丹借来藿香、茵陈、石菖蒲以芳香化湿，且清利湿热。病以下肢症状为重，下肢浮肿，故另加茯苓皮、防己、寒水石、大豆黄卷利尿除湿，清热止痛。

二诊时出现发热。患者为 77 岁的老人，似乎不是急性风湿热病，较大可能是发生一次新感，内外合邪，故寒热往来，周身作痛，口渴欲饮，食欲下降，脉弦，舌红少苔。既有柴胡证，亦有阳明证，故用柴、芩合白虎加桂枝汤两治之，加青蒿清泻少阳湿热，并另用紫雪散凉血退热。之所以用紫雪散，是因为患者舌红少苔，显示病涉营血。不呕，故不用半夏、生姜。药后寒热退，疼痛减，脉弦滑数而按之无力，可知邪去阴伤，故三诊转方用竹叶石膏汤养阴生津。处方中既不用人参，亦不用党参，而用太子参，这是考虑到热邪方退，舌红少苔，太子参性平，益气而不助热；党参、人参有助热之虞。

四诊时见寒热往来、周身疼痛又作，脉弦数，舌红而润。结合上诊病情，仍辨证为少阳阳明并病，以柴胡、黄芩合白虎加人参汤治之，再用紫雪散凉血退热。五诊见虚羸少气，气逆欲吐，舌红，脉弦。此《伤寒论》瘥后病之竹叶石膏汤证，故径投竹叶石膏汤。

姚某，男，56 岁，住前居河村。1986 年 10 月 20 日，初诊：

右腿痛，遇天阴加重，于 1959 年下肢瘫痪。苔黄腻中裂。坐骨神经痛。嗜茶。

忍冬藤 20g	防己 10g	木通 10g	薏米 20g
滑石 15g	苍术 10g	黄柏 10g	枳壳 10g
白芍 12g	当归尾 10g	红花 10g	乳香 10g
没药 10g	炒山甲 10g	龙胆草 10g	牛膝 12g

6 剂。

【笺疏】腿痛多属于湿邪痹阻，病久亦可能出现络脉瘀阻，所谓"旧病入络"是也。本案病例右下肢疼痛，舌苔黄腻，可以辨证为湿热痹阻。其人嗜饮茶，也可以作为湿热痹阻的参考诊断指标。我观察到，单侧下肢疼痛常与腰椎病变有关。久病瘫痪，多有瘀血。故本案病例的两大病机要素是湿热、瘀血。处方从木防己汤、仙方活命饮、四妙散化裁而来，体现着活血化瘀止痛、清热除湿蠲痹的治法。加忍冬藤、龙胆草，可见师父认为其湿热较重。

黄某，女，45 岁。1988 年 5 月 23 日，初诊：

湿热痹，关节作痛，加减木防己汤。

木防己 12g	通草 10g	石见穿 10g	忍冬藤 15g
桂枝 12g	杏仁 10g	片姜黄 10g	鸡血藤 15g
生石膏 30g	蚕沙 10g	黄柏 6g	滑石 15g
苍术 10g	薏米 30g	茯苓皮 15g	

6 剂。

【笺疏】病历开宗明义，确定本案病例关节疼痛乃湿热痹证，故处方用加减木防己汤加味。湿热的诊断可以舌、脉、形、色、二便几个方面的信息为依据，如舌苔黄腻、舌红、脉弦滑、形体肥盛、面色赤、手温、便溏、尿频等。笔者曾经说过，加减木防己汤是师父治疗湿热痹痛的一张很常用的药方。本案处方另加二妙散及石见穿、忍冬藤、鸡血藤等物，目的都是加强清热利湿、通痹止痛的力量。蚕沙为蚕蛾科昆虫家蚕幼虫的干燥粪便，性温，味甘、辛，具有祛风除湿、降逆泄浊功能，临床常用于风湿痹证的治疗。

李某，女，25 岁。1986 年 11 月 17 日，初诊：

双膝关节作痛，化验无异常发现。舌淡苔腻，脉大。

苍术 10g	白术 10g	知母 10g	黄柏 10g

防己 10g	木通 10g	当归 10g	白芍 10g
木瓜 10g	牛膝 10g	枳壳 10g	槟榔 10g
羌活 6g	独活 6g	滑石 12g	薏米 20g

10 剂。

【笺疏】双膝关节疼痛，病证在下，且舌苔腻，基本上可以肯定为湿邪痹阻。此舌淡也是湿邪的特点。处方以加味苍柏散为基本方，则知师父辨证为湿热。他对热邪的诊断也一定如前案所述，是以舌、脉、形、色、二便为依据。若无热邪的诊断依据，师父不会用加味苍柏散。去地黄、甘草者，避其滋腻、甘缓也。羌活、独活用量较小者，病在下也。加滑石、薏苡仁者，加强除湿力量也。加枳壳者，理气也；除湿也要理气。病历中记载的脉大，一定是大而有力的脉象。

周某，男，成年。住后沙峪。1986 年 10 月 6 日，初诊：

痹证 20 年，加重二个月。诸关节肿痛，步履艰难，小溲偏黄，大便或一日再行。苔黄腻中裂。理化检查结果不详。

木防己 12g	忍冬藤 30g	滑石 15g	生石膏 30g
薏苡仁 30g	石见穿 10g	乳没各 10g	炒山甲 10g
桂枝 10g	蚕沙 10g ^{包煎}	通草 10g	杏仁 10g
片姜黄 10g	川芎 9g	木瓜 10g	牛膝 10g
丹皮 10g	连翘 10g		

6 剂。

【笺疏】周身关节肿痛，小溲偏黄，大便或一日再行，苔黄腻。如此病证肯定为湿热痹阻所致。苔黄腻，中有裂纹，此裂纹并非舌本质裂，而是舌苔之裂，不可以认作阴虚现象。故处方用加减木防己汤为基本方，仍加忍冬藤、石见穿、蚕沙、滑石、木瓜、连翘等清热祛湿，通痹止痛。痹证廿年，久病入络，近来加重，步履艰难，病情甚重，故再加乳没、穿山甲、片姜黄、川芎、牛膝、牡丹皮活血止痛。

蒋某，女，47 岁。1986 年 12 月 8 日，初诊：

右侧肩关节、项及臂疼痛三个月余，活动受限，脉弦。气血凝滞，营卫不和之象。

桂枝 15g	白芍 15g	片姜黄 10g	当归尾 10g
川芎 9g	南红花 9g	葛根 12g	地龙 10g

| 生姜 10g | 大枣 5 枚 | 桑枝 12g | 威灵仙 6g |

6 剂。

1986 年 12 月 15 日，二诊：

右肩臂内侧（肺经）疼痛，病证基本如前，夜尤甚。

桂枝 15g	白芍 15g	知母 10g	麻黄 6g
附子 12g	防风 10g	生白术 10g	大枣 7 枚
片姜黄 10g	南红花 10g	炒灵脂 9g	

6 剂，间日 1 剂。

【笺疏】右侧肩关节、项及臂疼痛。病在于上，风邪偏胜。项部疼痛，病涉太阳。师父既然辨证为"营卫不和"，处方含桂枝加葛根汤，则知本案病例一定有恶风喜暖，或自汗出，面色黄白不华，形气不足的特点。毕竟为痹证，非寻常风邪外袭、营卫不和之证，故处方于桂枝加葛根汤之外，另加片姜黄、当归尾、川芎、红花、地龙、桑枝、威灵仙等物活血化瘀，通痹止痛。不用甘草者，大概是避其甘缓。二诊时病情变化不大。考虑到兼有寒邪，故转方用桂枝芍药知母汤为基本方，仍加片姜黄、红花、五灵脂活血化瘀，通痹止痛。知母一物滋阴清热，在桂枝芍药知母汤中既能监制桂、附、姜、术的温燥之性，也有治痹功用。《伤寒论》用桂枝新加汤治疗营气不足身疼痛证。本案以桂枝加葛根汤为基本方，由此遂知患者体质偏弱，故二诊采用间日 1 剂的给药方法，以适当控制药量。

冯某，女，37 岁。1988 年 5 月 16 日，初诊：

两腿发胀。

柴胡 14g	黄芩 6g	半夏 10g	生姜 10g
桂枝 10g	白芍 10g	炙甘草 6g	大枣 6 枚
党参 6g	片姜黄 10g	海桐皮 12g	茯苓皮 30g

7 剂，水煎服，每日 1 剂。

【笺疏】肢体胀的症状多由于气滞或水郁，较少由于瘀血。因为如果有瘀血，那就会出现疼痛。观本案处方用柴胡桂枝汤加味，即可知师父重在理气，宣散太阳，疏畅少阳。师父把柴胡桂枝汤作为一首攻补兼施的药方应用，由此可知本案病例的脉症特点有脉弦细、舌苔薄、面色不华、形不足等。加茯苓皮者，考虑到肢体胀多与水饮停聚有关，虽然尚未见到明显的水肿，但体表组织内通常存在较多的水液。海桐皮、片姜黄能疏风除湿、理气行血。处方用大枣 6 枚，这一用量偏大，这既反映出师父对患者正气有所不足的认识，也是遵照柴胡桂枝汤原方用大枣6枚的用法。不过柴胡桂枝汤原方用汉代衡制计量，大枣用6枚，其他诸药的用量都较大。

麻 木

杨某，女，33岁。1987年5月4日，初诊：

四肢麻木，胸闷，善太息。月经自3月17日迄今未至。

丹皮 10g	栀子 6g	当归 12g	芍药 12g
柴胡 12g	薄荷 3g^{后下}	枳实 10g	炙草 6g
白术 12g	钩藤 12g	生龙牡各 12g	炮姜 6g

6剂，水煎服，每日1剂。

【笺疏】语曰"气虚则麻，血虚则木"，这句话表明肢体麻木的主要机制是肢体皮肤肌肉气血供应不足。我们在生活中可以观察到肢体被压迫时可能导致麻木，从这种现象可以清楚地认识到麻木的产生缘于局部组织气血供应不足。气血供应不足有虚实两端的病机：整体气血虚弱或气血郁滞皆可导致肢体局部气血供应不足，前者为虚，后者为实。本案病例兼见胸闷、喜太息，如果形气不虚，且见于女性患者，那么其病属于肝郁气滞的可能性最大。处方用丹栀逍遥汤为基本方，加枳实，这是合用疏肝理气的四逆散之意。加钩藤、龙牡，以平肝息风。之所以加此三物，是因为麻木与瘙痒一样，乃风动之象，故治麻木常常也需要兼用疏风药，如钩藤、羌活等。处方既然用牡丹皮、栀子清热，想必本案病例尚有明显的热象，如烦躁、面赤或目赤、舌红等。处方中未见茯苓，我估计存在尿频一症。尿频在女性患者十分常见。

卢某，女，25岁。住顺义马坡。1987年9月7日，初诊：

一年来左手麻木无力，时心烦急躁，健忘。头痛，纳差，大便偏干。经带尚调，经前腰痛。苔黄腻，舌质红。慢性胃炎。

桑叶 10g	桑枝 10g	白芍 10g	桂枝 10g
当归 10g	红花 10g	秦艽 10g	太子参 12g
炙草 6g	杏仁 10g	川芎 10g	知母 10g
生石膏 12g	寄生 30g	茵陈 10g	竹叶 10g

滑石 10g

6 剂，水煎服，每日 1 剂。

1987 年 9 月 21 日，二诊：

左手麻木。纳食不佳，口中和。腰痛，脚趾痛。尿黄。月经量少，白带少。

生石膏 30g	桂枝 12g	片姜黄 10g	海桐皮 10g
杏仁 10g	通草 10g	薏米 30g	防己 12g
枳壳 10g	桔梗 6g	桑枝 10g	当归 10g
红花 10g	滑石 15g^{包煎}		

6 剂，水煎服，每日 1 剂。

1987 年 9 月 28 日，三诊：

趾痛止。左手麻木，肩臂痛。

桂枝 12g	白芍 10g	当归 10g	红花 10g
葛根 12g	片姜黄 10g	海桐皮 10g	大豆卷 10g
防己 12g	生石膏 30g	滑石 15g	杏仁 10g
薏米 20g	通草 10g	蚕沙 10g^{包煎}	

6 剂。

【笺疏】 主诉为左手麻木无力，其人舌苔黄腻，舌质红，时有心烦急躁，大便偏干，可见其基本病机为湿热痹阻。经前腰痛也是一个佐证。一般而言，经前疼痛多实，经后疼痛多虚。头痛、纳差为副症。故拟定清热除湿治法。处方似乎从木防己汤、桂枝芍药知母汤、独活寄生汤等方化裁而来，各截取若干合适的药味，以达到清热祛湿、疏风、益气养血、活血通络的目的。

二诊时病情似乎无明显变化。脚趾疼痛应该不是新增症状，只是初诊时疼痛不甚明显。二诊时的舌象应该仍为苔黄腻，舌质红。故可认为腰痛、脚趾痛、纳食不佳、尿黄、月经量少皆由湿热痹阻导致。师父治疗湿热痹证时，对于女性患者，常常关注白带。所以病历中有"白带少"的记载。处方以加减木防己汤为基本方，加海桐皮、滑石清热祛湿，加桑枝、片姜黄、当归、红花活血通络，加枳壳、桔梗升降气机。三诊时脚趾疼痛消失，仍左手麻木，肩臂疼痛，守方进退。三诊处方中的大豆黄卷也是师父治疗湿热痹痛常用的药物之一。大豆黄卷为发出小芽的大豆经干燥而成，人们普通菜肴常食之物，具有利尿清热、除湿蠲痹的功能，《金匮要略》薯蓣丸用之。《金匮要略》赤小豆当归散中的赤小豆也是发出小芽的赤小豆，具有清热祛湿、排脓功能，可以参考。

贾某，男，32 岁。住顺义。1989 年 5 月 29 日，初诊：

左手麻，无力，不痛，出汗。舌红苔腻，脉弦细。营卫气血不和。

归芪五物汤

7 剂。

1989 年 6 月 26 日，二诊：

手麻减轻，活动较自如，腰痛。脉弦无力，舌红苔腻。

桑寄生 30g	炒杜仲 10g	当归 15g	生黄芪 30g
桂枝 12g	白芍 12g	大枣 12 枚	生姜 15g
续断 10g	补骨脂 10g		

7 剂。

1989 年 7 月 3 日，三诊：

手指活动自如，手尚略麻，畏冷。舌红苔润，脉弦。

归芪五物汤加通草 12g

7 剂。

【笺疏】左手麻，无力，不痛，出汗，脉弦细，虽然舌红苔腻，但师父并不视之为湿热痹阻，这是什么道理？这是因为其人形气不足，营卫气血不和，具有明显的正虚特征。关于这一点，还可以从二诊病历中的"脉弦无力"，以及三诊中的"畏冷"看出。若不然，师父不会投归芪五物汤。人体右侧气胜，左侧血胜。所以本案病例气血不足而偏于血虚。气虚则麻，血虚则木。无力，不痛，汗出，皆正虚之象。故处方用《金匮要略》黄芪桂枝五物汤加当归，是为归芪五物汤。药后手麻减轻，活动较为自如，故守方续进。由于患者诉腰痛明显，故加桑寄生、杜仲、续断、补骨脂补肾壮腰。其中黄芪用 30g，大枣用 12 枚，亦因为患者正气不足，气血两虚。其实《金匮要略》黄芪桂枝五物汤之黄芪的用量为三两，生姜的用量为六两，其主治病证为风痹，其功能主要在于祛邪，发散皮肤肌肉风邪。而本案处方的重点在于补养气血。所以对于经方、古代成方的应用，药物剂量不可拘泥，应该根据具体的病证斟酌消息。

三诊时腰痛消失，故去桑寄生等四物，仍用归芪五物汤。并参考当归四逆汤的用法，另加通草通络。

张某，女，55 岁。1989 年 10 月 12 日，初诊：

上下肢麻、痛，逢阴寒加剧。时有失眠，肢倦，脉细弦。

桂枝 12g	白芍 12g	当归 20g	生黄芪 30g

生姜 15g　　　　　大枣 12 枚

12 剂。

忌凉。

1989 年 10 月 26 日，二诊：

四肢麻木同前，头晕如坐舟车，心慌阵作，大便如常，尿频。

桂枝 12g　　　　茯苓 40g　　　　泽泻 12g　　　　炙草 10g

白术 10g　　　　太子参 15g

6 剂。

【笺疏】肢麻且痛，逢阴寒加剧，时有失眠，肢倦，脉细弦。如果形色不足，其病机显然为气血虚弱。故处方投归芪五物汤。重用黄芪益气祛风，重用姜枣健脾益胃，充实气血生化之源；姜枣具有良好的强壮功能。药后四肢麻木未见明显改善，且患者诉头晕、心悸。阳虚有寒，故转方用苓桂术甘汤加泽泻、太子参甘温益气，化气行水，着重治疗头晕。其中茯苓用量很大，意在消水饮而止心悸。不过本处方也可以理解为苓桂术甘汤与泽泻汤的合方。《金匮要略》泽泻汤的主症是"眩冒"，其中泽泻的用量倍于白术。师父在用该方时，在多数情况下，泽泻的用量都大于白术。

李某，男，38 岁。1986 年 11 月 10 日，初诊：

右肢疼痛、麻木三个月余，以痛为主，过劳加重。苔白，脉弦而缓。

桂枝 15g　　　　白芍 12g　　　　生姜 12g　　　　炙草 6g

大枣 10 枚　　　附子 12g

4 剂。

【笺疏】肢痛且麻，以痛为主，过劳加重，这一特点提示存在正虚的病机，其道理是劳则气耗，气耗则虚，故过劳则病情加重。苔白，脉弦而缓，这也是虚证的舌脉特点。其病在表不在里，故处方用桂枝加附子汤补益营卫，散寒止痛。吾意如果脉沉，处方似乎还可以加党参益气，并将生姜的用量适当加大。

张某，女，32 岁。1986 年 9 月 22 日，初诊：

脉迟而涩，舌淡苔滑，两臂麻痛，血痹之证，予黄芪桂枝五物汤。

桂枝 12g　　　　生姜 15g　　　　白芍 12g　　　　生黄芪 30g

当归 10g　　　　大枣 7 枚

6 剂。

【笺疏】本案又是张仲景先脉后证叙事体例。脉迟而涩，舌淡苔滑，显然是正虚舌脉。两臂麻痛，显然既有气血不足的病变，也有气血痹阻的病变，属于血痹之证。故投《金匮要略》黄芪桂枝五物汤补益营卫气血，散寒宣痹。虽曰"予黄芪桂枝五物汤"，由于加了一味当归养血行血，其实用的是归芪五物汤。黄芪的用量为30g，远远大于姜、桂、芍及当归的用量，这是对原方用量的一种变化。

张某，女，50岁。1986年10月6日，初诊：

上肢麻痛，左手为甚，右腹股沟处痛，血压120/90mmHg，梦多。脉沉弦，苔薄白。

生黄芪30g	当归15g	桂枝12g	白芍12g
大枣12枚	生姜15g	南红花10g	地龙10g

6剂。

1986年10月13日，二诊：

手麻，少腹痛，病情如前。

当归12g	白芍12g	桂枝10g	细辛4g
炙甘草6g	通草10g	大枣12枚	生姜10g
吴萸3g			

6剂。

1986年10月22日，三诊：

脉象弦滑，舌红口干。热郁于内，清之为宜。

柴胡6g	黄芩10g	川楝子10g	香附10g
木香6g	乌药3g	桑枝10g	丝瓜络10g
木瓜10g			

6剂。

1986年11月5日，四诊：

血虚。用养血方法。

炙甘草10g	茯苓10g	桂枝6g	炒枣仁10g
北五味10g	当归10g	白芍10g	旱莲草10g
女贞子10g	焦麦芽10g		

6剂。

1986年11月26日：五诊：

手麻，脉象弦滑，舌红苔白，热结营分，清营汤方法加减。

丹参 15g	赤芍 10g	元参 10g	沙参 10g
麦冬 10g	木瓜 10g	生地 10g	川楝子 10g
桑枝 10g			

6 剂。

【笺疏】病在上多由于风邪，肢体麻木的核心病机为气血不足。身体左侧病变常以血病为主。本案病例上肢麻痛，以左手为甚，其病机应当属于气血不足，风邪痹阻。脉沉主痹，弦主痛，苔白主寒。处方用归芪五物汤为基本方，以益气养血，疏散风寒，通络止痛。由于左臂既麻且痛，还有右腹股沟处疼痛，故另加红花、地龙二物，以加强活血化瘀、通络止痛的力量。红花、地龙二物可以视为是从益气活血的经典名方补阳还五汤借来。

药后病情未见明显好转，转方用《伤寒论》治疗血虚寒凝的当归四逆加吴茱萸生姜汤。《伤寒论》："手足厥寒，脉细欲绝者，当归四逆汤主之。若其人内有久寒者，当归四逆加吴茱萸生姜汤主之。"转方用当归四逆汤加吴茱萸生姜汤，其意图似乎是着重养血活血，散寒通脉，但二诊处方与初诊处方有六味基本药物相同，且其用量稍小，不再用黄芪益气，不再用红花、地龙活血，所以二诊处方的养血活血之力不仅没有得到增强，而且还有所减弱。当然，二诊处方改用通草、细辛、吴茱萸散寒通脉，重在辛温散寒通脉，二次处方的作用有不同特点。

三诊时脉象弦滑，舌红口干，出现明显的热象。这可能是受到连续两段时间辛温药物的影响，病证性质由寒化热。也可能原来就有热邪郁伏在内，在连续两段时间辛温药物的作用下透发出来。师父曰"热郁于内，清之为宜"。故改用柴胡、黄芩、川楝、香附、木香、乌药、木瓜等物疏肝理气，清泻郁热。由于考虑到舌红口干属于阴血不足，故相应地减少柴胡的用量。毕竟属于以臂麻且痛为主诉的病例，故仍用桑枝、丝瓜络走肢节而通络。

四诊未说明药后情况，但言"血虚，用养血方法"。对本案病例血虚病机的认识是有其前后一致性的。前三诊都认为存在血虚的基本病机，一二诊认为血虚兼风、兼寒，三诊认为郁热之下存在血虚，此从柴胡仅用 6g 可见。患者为 50 岁女性，天癸竭，肝肾阴血不足是必然的状态。故四诊处方用归芍、枣仁、五味、二至丸（旱莲草、女贞子）养血，只用一味桂枝，与归、芍配合，活血通络。从处方用药看，患者可能诉说麻差、发白，希望得到治疗。处方用麦芽的目的是帮助消化。

五诊时患者的主诉是手麻，未记录其他症状，可见臂痛、腹股沟处疼痛、麻差等症俱已缓解或消失。其脉弦滑，舌红苔白。师父仍辨证为营血不足，热在营分，用清营汤加减化裁。妇人年五十所，肝肾阴血不足、阴虚血热十分常见，往往也兼有肝郁。治之可以用丹栀逍遥、知柏四物或知柏地黄等。本案用治温病热入营分的清营汤加减化裁，这一应用也别出心裁。从处方药味看，其中还存在一贯煎的影子。

瘫痪

贾某，女，53岁。住张喜庄。1987年3月2日，初诊：

脑血栓后遗症，病已年余，右半身不遂，口眼歪斜，言语不利，舌謇，眠不宁。

丹皮 12g	丹参 15g	白芍 30g	钩藤 15g
菊花 10g	桑枝 10g	麦冬 15g	石斛 15g
石决明 30g	龙胆草 9g	牛膝 10g	坤草 12g

6剂。

1987年3月9日，二诊：

病情基本同前，口干消失，夜眠渐安。脉沉滑。

菖蒲 12g	黄连 10g	竹叶 12g	丹参 15g
丹皮 10g	郁金 10g	红花 9g	茜草 9g
龙胆草 10g	坤草 15g	牛膝 10g	夏枯草 12g
钩藤 15g	僵蚕 6g	羚羊角粉 1.5g 冲服	

6剂。

【笺疏】脑血栓后遗症，血脉瘀塞，经络不通，故半身不遂，口眼歪斜，言语不利，舌謇。若论治疗，也要分虚实寒热。本案处方在用活血化瘀药物的同时，着重平肝潜阳，清降肝火，既用石决明重镇潜阳，也重用白芍药柔肝敛肝，更用钩藤、菊花息风凉肝，用牛膝引气血下行。此外处方中还有刘老自制三草降压汤中的两味主要药物龙胆草、益母草，应用目的是清泻肝胆，由此可知刘老认为本案病例具有肝火上炎、肝风上旋的病机。就临床所见，脑卒中后遗症也最为常见这样的病机。刘老的诊断依据主要是形气俱实，面赤目赤，手热掌赤，恶热喜凉，急躁失眠或多鼾睡，腹满便难，舌红苔腻，脉弦紧滑数等。肝火盛者，常有阴虚，故处方另用麦冬、石斛滋补肝肾之阴。

药后虽曰病情变化不大，但口干消失，夜眠渐安，可以认为肝火已有所收敛。故二诊守上法，继续活血化瘀，清降肝火，凉肝息风。用石菖蒲化痰通窍，用丹参、牡丹皮、郁金、红花、茜草、牛膝、益母草活血化瘀，用夏枯草、钩藤、僵蚕、羚羊角、竹叶、黄连、龙胆草凉肝息风，降火安神。现代研究及临床观察结果表明，牛膝、益母草、夏枯草、龙胆草、黄连、钩藤、羚羊角等都具有降压功能。

田某，女，59岁。1988年5月16日，初诊：

脑血栓后遗症。口苦，有痰，言语不畅，大便次数多。

菖蒲 12g	郁金 10g	黄连 9g	竹茹 15g
半夏 12g	胆星 10g	黄芩 10g	茯苓 15g
泽泻 15g	栀子 10g	陈皮 10g	

7剂。

牛黄安宫丸2盒，每次1丸，日服1次。

【笺疏】脑血栓后遗症多为痰阻血瘀之证，一部分病例合并心脾气虚，一部分病例合并肝肾阴血不足，少数病例合并肝肾阴阳两虚。合并心脾气虚者，可用补阳还五汤为基本方；合并肝肾阴血不足者，可用归芍、麦味地黄汤；合并肝肾阴阳两虚者，可用地黄饮子。本案病例虽然是脑血栓后遗症，但从病历文字看，没有半身不遂，唯见言语不畅，也就是古人说的"语謇"。本案病例诉口苦，说明其体内有热。有痰，语謇，说明痰阻舌络。如果脉症不虚，那么大便次数多就不会是虚证，而是热迫肠道的表现。故治之宜清热化痰、活血通络。处方用芩连温胆汤化裁；加栀子以加强清热泻火之力，加菖蒲、郁金以加强化痰通络之力。更处以中成药安宫牛黄丸清热开窍，则疗效更有保证。

疲 乏

张某，男，38岁。1989年8月28日，初诊：

精神不振，睡眠多梦，周身无力，脉弦无力，苔薄白，营卫气血不足。

| 当归 10g | 白芍 12g | 丹皮 10g | 知母 6g |
| 生地 12g | 川芎 10g | 地骨皮 10g | 黄柏 4g |

7 剂。

【笺疏】精神不振，睡眠多梦，周身无力，脉弦无力，苔薄白，一派气血不足之象，故师父断曰"营卫气血不足"。然处方只用四物汤养血，并不用参、芪益气，却用知柏、牡丹皮、地骨皮清泻虚热，实际上这里的基本方是《医宗金鉴》地骨皮散与知柏四物汤的合方，或者说是知柏四物汤加牡丹皮、地骨皮，或者说是地骨皮散加知柏。处方功能与病历所谓"营卫气血不足"的病变不符。如果有气虚病机，那就还应该同时补气。补气血应该用黄芪建中汤，或圣愈汤，或八珍汤。不过我不认为师父的处方不周全，我推测本案病例一定存在由阴血不足导致的虚热现象。而且，处方既然同时加用知、柏、地骨皮、牡丹皮，那么师父应该认定所针对的病证属于阴虚火旺，诸如手足心热，骨蒸潮热，心烦易怒，面赤目赤，牙龈出血，皮肤红疹、舌红少苔，脉细数等，一定或多或少存在。

路某，女，50岁，住廊坊。1987年3月3日，初诊：

周身无力，目不欲睁。耳鸣。经量少。舌淡。

葛根 9g	蔓荆子 6g	黄柏 6g	白芍 12g
党参 10g	黄芪 12g	炙草 9g	柴胡 4g
升麻 1.5g	大枣 3枚	生姜 3片	石斛 12g

12 剂。

【笺疏】周身无力，目不欲睁，舌淡，此三者都属于气虚，且属于气虚有寒的现象。用一元化的眼光看，则耳鸣、月经量少二者也应该属于虚证。目不欲睁、耳鸣都是头部病证。所以本案病例的病机当为中气不足，清阳不升。故处方用李东垣益气聪明汤益气升阳，并且再加石斛益气补中。

刘某，女，51 岁，住天竺。1989 年 5 月 15 日，初诊：

前段时间失眠，服中药好转。刻下乏力，咽干。

黄芪 16g	当归 10g	何首乌 10g	白芍 10g
太子参 15g			

12 剂。

1989 年 5 月 29 日，二诊：

失眠好转，忽冷忽热。舌暗苔浊。

丹栀逍遥散加牡蛎 30g、地骨皮 12g。

12 剂。

1989 年 6 月 18 日，三诊：

丹栀逍遥散加地骨皮 12g。

7 剂。

1989 年 6 月 26 日，四诊：

近日乏力，汗出，欲饮冷。舌红苔腻，脉弦无力。

清暑益气汤

7 剂。

1989 年 8 月 14 日，五诊：

酸枣仁汤

7 剂。

1989 年 8 月 28 日，六诊：

竹茹 15g	半夏 15g	陈皮 10g	枳实 10g
茯苓 20g	远志 10g	黄连 10g	竹叶 10g

7 剂。

1990 年 4 月 16 日，七诊：

胃疼，小腹凉，口腔生疮，口干苦，不欲饮，尿黄量少。脉沉，苔水滑。内伤气虚，阴火困脾。

党参 10g	黄芪 10g	炙草 6g	柴胡 3g
升麻 2g	羌活 3g	生石膏 10g	黄连 3g
黄芩 6g	茯苓 15g		

5 剂。

【笺疏】妇人年五十所，天癸将竭之时，肝肾精血衰虚。本病例前段时间的失眠或许与此种状态有关。服药好转之后，犹见乏力、咽干，大概也是气血不足的表现。病历文字过于简短，我料患者的形、色或舌脉大概有明显的不足之象。故处方用参、芪益气，用归、芍、首乌养血。师父用药简洁，以我之意，倾向于更加麦冬、五味子益气养阴。

二诊时睡眠进一步好转。患者忽寒忽热，其人年五十所，肝肾阴血不足，舌暗苔浊显示气血热湿内郁，故转方用丹栀逍遥散疏肝理气，清泄郁热，再加牡蛎、地骨皮滋阴清热，镇静安神。三诊守二诊处方去牡蛎。四诊时患者诉近日乏力、自汗，欲饮冷。诊得舌红苔腻，脉弦无力。时在夏日，判断为暑湿伤气，故转方用东垣清暑益气汤清暑益气。临床医家常用的清暑益气汤有二，一为李东垣清暑益气汤，一为王孟英清暑益气汤。刘老对两个药方都有应用。东垣方用黄芪、人参、甘草、白术、当归、麦冬、五味子益气养阴，用青陈皮、苍术、泽泻、神曲、黄柏祛湿清热，用升麻、葛根升阳。王氏方用西洋参、石斛、麦冬、知母、粳米、甘草益气养阴，用黄连、竹叶、荷梗、西瓜翠衣清热祛湿。两方相比，东垣方繁而王氏方简，东垣方药力较强，王氏方轻灵而缓。此处师父应该用的是东垣方。

五诊、六诊都以治失眠为主，先用《金匮要略》酸枣仁汤，后用黄连温胆汤加远志、竹叶。三诊病历记载"舌暗苔浊"，四诊病历记载"舌红苔腻"，故六诊用黄连温胆汤清热化痰安神较为熨帖。第七诊发生在七个半月之后，大概率患者服黄连温胆汤后睡眠恢复良好。

七诊时的病情是胃痛，小腹凉，口疮，口干苦，不欲饮水，尿黄量少，脉沉，苔水滑。口干不欲饮水，尿量少，脉沉，苔水滑，皆为水饮之象。口苦、口疮、尿黄为热。由此看来，其胃痛的病机最可能是由水热导致，似乎可以考虑用五苓散加生石膏或黄连治之。然刘老的辨证结果为"内伤气虚，阴火困脾"，用李东垣方法益气升阳泻火。不过处方的最后一味药物倒是15g茯苓，目的是淡渗水饮。纵观前后七诊病历，本案病例有虚实两个方面的病机。虚者为气血不足，实者为水湿热邪，虚实夹杂。故或补其虚，或泻其实，或攻补兼施。

高某，男，27岁。1987年10月26日，初诊：
自觉周身乏力，恶心，大便溏，日二三行，纳呆，溲黄。

柴胡 12g	黄芩 9g	半夏 12g	生姜 10g
陈皮 10g	茵陈 12g	凤尾草 12g	干姜 6g

白术 9g　　　　　党参 9g　　　　　炙草 6g

6 剂。

1987 年 11 月 2 日，二诊：

纳增。仍感乏力，溲黄，大便溏，日二三行。

柴胡 12g　　　　黄芩 9g　　　　　干姜 9g　　　　　党参 9g

炙草 9g　　　　　苍术 9g　　　　　茵陈 12g　　　　　草河车 12g

凤尾草 12g　　　牡蛎 15g　　　　陈皮 10g　　　　　半夏 12g

6 剂。

【笺疏】本案处方为小柴胡汤去大枣加凤尾草、茵陈，故可以推知本病例大概率为慢性肝炎。慢性肝炎多由湿热为患，湿热困阻肝胆脾胃，故常有恶心、便溏、纳呆、乏力等肝胆脾胃症状；肝胆脾胃都属于消化系统。处方用小柴胡汤去大枣，以疏泄肝胆，并从刘老自制柴胡解毒汤借来茵陈、凤尾草二物以清利肝胆湿热。柴胡解毒汤不用参、草、枣，而用土茯苓、凤尾草、草河车。本案处方之所以不用土茯苓、草河车，而不去党参、甘草，我揣度本案病例有一些脾胃气虚有寒的表现，如形体不足、面色黄、恶寒喜暖、手不温、脉缓等。正因为如此，故处方亦另加干姜、白术，以成理中汤之实，以温中健脾。二诊时纳谷增加，仍感乏力，大便仍溏，日二三行，故仍守上方进退：加苍术、陈皮、草河车，以加强清热除湿的药力。去生姜，适当加重干姜用量。这一加减，可以从张仲景之生姜泻心汤于半夏泻心汤加生姜而减少干姜用量的方法来理解，其目的是将全方药物寒温力量比例维持在合理的范围。如果加生姜，而不相应地减少干姜用量，则全方寒温程度将偏于过温。同理，本案处方如果为了加强温中力量而加重干姜而不相应地减去生姜，全方寒温程度也将偏于过温。二诊处方之所以加草河车，就是为了加强清热祛湿的药力，自然不欲全方药性偏温。至于对加牡蛎的理解，我以为是从柴胡桂枝干姜汤借来。牡蛎这位药物的功用较为复杂，它既可以收涩，可以作用于胃肠道、泌尿道、呼吸道，也可以作用于子宫，也可以软坚散结。

郑某，男，48 岁。1987 年 2 月 16 日，初诊：

腰膝酸软无力已久，过劳加重，常食凉。

桑寄生 30g　　　山药 12g　　　　补骨脂 10g　　　芦巴子 10g

川楝子 6g　　　　小茴 6g　　　　　炒杜仲 10g　　　川续断 10g

石斛 15g　　　　枸杞 12g

6 剂。

【笺疏】腰膝酸软无力是临床上常见的一个病证。通过考察身体活动对腰膝酸软的影响，可以判断其虚实性质。如果多劳作时加重，多为虚证；如果身体活动后症状减轻，多为实证。这是因为劳作会消耗气血，所以虚证会在劳作后症状加重，休息后得到缓解。劳作会促进气血运行，宣散邪气，所以实证在劳作后症状会得到减轻。常常吃凉冷食物的习惯具有一定的参考意义。腰为肾之府，故用桑寄生、山药、补骨脂、胡芦巴、杜仲、续断、枸杞、石斛、小茴香甘温补肾，并少用川楝子、茴香舒肝行气。

贺某，男，68岁，住赵全营。1986年11月10日，初诊：
肾虚腿软。

川石斛 30g	天冬 10g	麦冬 20g	生地 10g
熟地 15g	炙草 9g	菟丝子 10g	决明子 10g
牛膝 10g	菊花 10g	枸杞子 10g	

6剂。

1986年11月17日，二诊：
头晕。血压：180/112mmHg。

龙胆草 10g	夏枯草 12g	坤草 15g	牛膝 12g
菊花 10g	蒺藜 10g	白芍 30g	炙草 9g
石决明 30g			

7剂，间日1剂。

【笺疏】初诊诊断为"肾虚腿软"。患者年近七旬，肝肾亏虚是必然的状态。不过仅仅从腿软一个症状是无法分别虚实寒热的。从处方重用石斛，以及并用二冬、二地看来，师父辨识其病机为肝肾阴虚。处方中还有杞菊、决明子、牛膝，可知师父认为同时存在肝阳上亢的病机。肝肾阴虚、肝阳上亢的辨证依据为头目昏冒或眩晕、两目干涩、耳鸣耳聋、腰腿软弱、大便干或大便难、手足温、面色赤、舌红苔少等，不存在虚寒表现。二诊时患者主诉头晕，其人血压很高，脉压差过大。故转方用刘老自制三草降压汤为主方，重用芍药缓肝气之急，加决明子、牛膝平肝潜阳，引气血下行；用菊花、白蒺藜疏散肝风，清利头目。

吕某，女，32岁，住顺义。1989年9月11日：
周身疲倦乏力，手心发热，少寐多梦，不欲饮食，带下较多。脉弦而濡，舌苔厚腻。湿邪困郁三焦，又误认为肾虚，实实之治不可免矣。

厚朴 12g	茯苓 15g	白蔻仁 10g	薏米 12g
半夏 12g	藿香 10g	杏仁 10g	大豆卷 12g
栀子 9g	竹叶 10g	滑石 12g	

7 剂。

【笺疏】疲倦乏力、不欲饮食、少寐多梦，这 3 个症状不具有病机方面的特异性，它们可能见于各种病机。但带下量多、脉濡、舌苔厚腻三个脉症显然是湿热的特异性表现。手心为阴，手背为阳；手心发热反映体内有热。故师父对本案病证的辨证结果为"湿邪困郁三焦"。如此清晰的临床表现，却被前医误认为肾虚，投以补肾之剂，这属于"实实之治"，是错误的治疗。错误的辨证结果，自然不可避免错误的治疗。师父用治疗三焦湿热的经典名方三仁汤为基本方，加藿香、茯苓、大豆黄卷、栀子，以增强其化湿除湿、清热利湿的力量。本处方亦可视为由治疗湿热温病的另一张经典名方藿朴夏苓汤化裁而成。藿朴夏苓汤不用滑石、竹叶利尿祛湿，而用茯苓、猪苓、泽泻利尿除湿，异曲同工。大黄卷又称大豆黄卷，为发芽的大豆，具有清热除湿利尿宣痹的功能，温病家临床常用之，刘老在治疗湿热病证时亦常使用。

樊某，女，34 岁。1989 年 5 月 29 日，初诊：

乏力，头晕，胸闷，心悸，头面四肢时见浮肿。舌红苔腻，脉沉无力。心脾阳虚，湿邪上逆。

| 黄芪 12g | 党参 10g | 白术 15g | 炙草 10g |
| 茯苓皮 30g | 生姜 10g | 桂枝 6g | 泽泻 15g |

7 剂。

1989 年 6 月 12 日，二诊：

服药见效。

| 茯苓 30g | 泽泻 15g | 猪苓 20g | 白术 15g |
| 桂枝 12g | 党参 10g | 厚朴 12g | |

7 剂。

【笺疏】乏力、头晕、胸闷、心悸四症不具特异性病机的辨证意义，然头面四肢浮肿肯定是水湿为患。脉沉主水。若脉沉无力，则正气虚弱。水湿为阴邪，其为患也，常见乏力、头晕、胸闷、心悸、浮肿等症，多见腻苔。脾主运化水湿。症见心悸、胸闷、头晕，故师父断曰"心脾阳虚，湿邪上逆"。如果临床表现为一派阴证，则孤立的一个舌红可以视为一点浮热，不影响整体辨证结果。师父治此证善用苓桂术甘汤。张仲景曰："病痰饮者，当以温药和之。"又曰："夫短气有微饮，当从小便去之，苓桂术甘汤主之，肾气丸亦主之。"处方用苓桂术甘汤化气行水、温脾除湿，加黄芪、党参益气，加泽泻、生姜去水。其中茯苓用皮，且用量独大，主要针对的是头面四肢皮肤浮肿。服药有效，故二诊守方消息，用五苓散加党参益气，加厚朴温中除湿，宽胸消胀。仍重用茯苓，猪苓亦用20g，以利尿消肿。五苓散加参为春泽煎，主治气化不利、水饮内停兼气虚的病证，其主症见小便不利、口渴等。

蔡某，女，30岁。住大韩庄。1989年7月24日，初诊：
周身无力，心悸，手脚发烧，脉弦细，舌苔白。气阴两虚，虚火上炎。

生地10g	麦冬15g	丹皮10g	地骨皮10g
甘草6g	玄参14g	天冬6g	白芍10g
柴胡6g	当归10g	炒枣仁15g	黄连3g
黄芩3g	黄柏3g		

7剂。

【笺疏】患者主诉周身无力、心悸。周身无力多属气虚。单独一个心悸症状没有病机上的特异性；必须结合其他脉症，才能辨识其寒热虚实。"手足发烧"一症具有鲜明的特异性。手足不温不一定由于寒，但"手足发烧"最大概率由于内热。不过内热又有虚实之分。脉弦细，舌苔白，则本案病例属于虚热的可能性大。看本案处方，除了甘凉养阴补血之外，师父还刻意添加了几味苦寒清热泻火的药物，这说明本病例的虚火一定比较突出，不然师父不会如此用药。原案记载虽然为"气阴两虚，虚火上炎"，但从处方药物看，当以阴虚内热为主，气虚是次要的。故处方以《医宗金鉴·妇科心法要诀》之"地骨皮饮"为基本方。地骨皮饮由当归、生地黄、川芎、白芍、地骨皮、牡丹皮、胡黄连7味药物组成，具有滋阴养血、清退虚热的功能。本案处方易胡黄连为黄连，并再添黄芩、黄柏二物，目的是加强清热泻火功能。但毕竟并非实火，而是阴虚生内热的虚火，故黄连、黄芩、黄柏三物用量甚轻，都仅为3g。三黄清气分热，牡丹皮、地骨皮泻阴血分热。本案处方另添麦冬、玄参、天冬三物，目的是加强滋阴养血之力。加炒枣仁以养血安神；大概患者诉睡眠不安。加甘草之甘以调和诸药，并能监制三黄的苦寒之性味。所以去川芎者，嫌其药辛散且温燥也。

《妇科心法要诀》地骨皮饮用的是胡黄连，本案处方用的是黄连。黄连的基源是毛茛科植物黄连的根茎，胡黄连来源于玄参科植物胡黄连的根茎，二者虽然都能清热，但胡黄连退虚热，黄连泻实火，功能有别。不过临床亦常见以黄连代替胡黄连的用法。

闫某，女，40岁。1988年5月16日，初诊：
周身乏力，手掌干热，胸闷，月经正常。肝气逍遥散。

柴胡 14g	白芍 10g	当归 10g	栀子 10g
丹皮 10g	茯苓 20g	白术 10g	香附 10g
川芎 6g	地骨皮 10g	青蒿 4g	黄芩 3g

7剂。

1988年5月23日，二诊：
乏力减轻。近日前额痛，手热同前。脉沉弦，苔黄腻。

桂枝 6g	云苓 30g	白术 10g	泽泻 15g
猪苓 15g	滑石 12g	半枝莲 15g	车前子 10g^{包煎}
菊花 10g	蒺藜 10g	夏枯草 12g	龙胆草 6g

6剂。

【笺疏】周身乏力为临床常见的症状，其病机比较复杂，最常见气血虚弱、气郁、痰湿阻滞3种类型。本案病例同时见手掌干热、胸闷。手掌为阴，手背为阳；手掌干热是内热的反映。如果脉弦细，舌苔薄，形不盛，那就可以确定为血虚内热，肝郁气滞，丹栀逍遥散最为对症。处方以丹栀逍遥散为基础方，更加川芎、香附，配合柴胡疏肝解郁，行气和血，加地骨皮、青蒿、黄芩清泻虚热。药后乏力减轻，说明气机得到一定程度舒展。患者诉近日前额疼痛，手热同前。诊其脉沉弦，苔黄腻。脉沉弦主肝郁气滞，苔黄腻主湿热。故转方用五苓散加龙胆草、半枝莲、滑石、车前子清热利尿，清利湿热，加菊花、白蒺藜、夏枯草疏泄肝热。由于处方用茯苓30g，更加泽泻，我判断第二诊时应该见到小便不利。

高某，男，8岁。1987年5月18日，初诊：
自幼下肢痿软无力，近年来愈来愈重。纳尚可，思睡，二便如常。曾到大医院检查未能确诊为何病，未予药物诊疗。苔白腻。

石斛 20g	木瓜 9g	牛膝 10g	菟丝子 9g
肉苁蓉 6g	杜仲 6g	寄生 12g	

10剂。

1987年5月25日，二诊：

药后自觉体力增加，肢体较前有力。纳可。

上方石斛30g。

10剂。

1987年6月4日，三诊：

下肢痿软无力。

杜仲 10g	续断 6g	寄生 20g	狗脊 10g
杞子 6g	菟丝子 10g	肉苁蓉 9g	木瓜 10g
牛膝 10g	石斛 20g		

6剂。

健步虎潜丸（同仁堂产）2瓶，每服20粒，每日2次。

【笺疏】本案病例可能为儿童型重症肌无力。重症肌无力是神经肌肉传递障碍所导致的一种慢性自体免疫疾病，其发病原因不清，可能与遗传、感染、药物等因素有关。目前尚缺乏有效治疗手段；中医药治疗效果也比较有限。儿童型重症肌无力的发病最小年龄为6个月，发病年龄高峰在出生后第2年及第3年。师父作痿证治疗，以补肝肾为基本方法。初诊处方重用石斛20g补肝肾而生肌肉。对于8岁儿童来说，这个用量是很大的。另用牛膝、杜仲、菟丝子、肉苁蓉、桑寄生补肝肾、强筋骨。木瓜主要是发挥祛湿的作用。服药10剂有效。于是二诊守方，将石斛增至30g，它药不变。重用石斛治疗肌无力是师父的一条宝贵的用药经验。

患者服药10剂后，未收到进一步的疗效。于是在三诊时加枸杞、续断、狗脊三物，以增强补肝肾、强筋骨的力量。初诊处方用石斛20g有效，二诊处方用石斛30g，服药10剂无效。这隐约提示太大量的石斛或许不利于人体阳气生长，于是师父把石斛的用量还原至20g。在汤药以外，师父又处以补益肝肾、益气养血的中成药健步虎潜丸。该成药的主要成分为龟甲胶、鹿角胶、虎胫骨、何首乌、川牛膝、杜仲、锁阳、威灵仙、当归、黄柏、人参、羌活、白芍、白术、熟地黄、制附子等，具有补益肝肾、养血益气、强筋壮骨的作用，师父治肌肉萎缩、肢体乏力、腰腿疼痛多用之。

多 汗

冯某，女，3岁。1989年7月28日，初诊：

素日多汗，易感冒，咽喉易肿。舌淡苔少，脉细，调理善后。

黄芪 10g	煅牡蛎 15g	黄精 10g	生谷麦芽各 15g
云苓 10g	五味子 5g	焦楂 10g	建曲 10g
干姜 3g			

6剂。

1989年9月8日，二诊：

纳差，腹有胀痛感，舌淡苔少，脉细，脾胃不和。

| 藿香 10g | 木香 3g | 草蔻 3g打碎 | 焦楂 10g |
| 神曲 10g | 内金 10g | | |

6剂。

【笺疏】3岁女童，多汗，容易感冒，舌淡，苔少，脉细，一派虚弱之象，不唯气虚，亦有阴虚。小儿"阳常有余，阴常不足"。宜采用益气固表之法进行调理。处方用黄芪、黄精、五味子益气养阴，用煅牡蛎配合黄芪、五味子固表敛汗。加谷麦芽、山楂、神曲健胃消食，增进食欲，使脾胃健而营卫气血之源充足。舌淡为寒，少加干姜温中祛寒。

二诊发生在一个多月以后。患儿纳差，腹胀痛，舌淡苔少，脉细。纳差，腹胀痛为脾胃症状，舌淡苔少为虚，然腹胀且痛为实，大概率存在宿食，故师父断曰"脾胃不和"。治之需分先后：先用藿香、木香等物芳香醒胃，消食导滞。俟宿食消、胀痛止，然后再议补脾益气，建中固本。

燎 面

穆某，女，24 岁。住顺义后沙峪。1987 年 11 月 2 日，初诊：

颜面灼热一年余。燎面证，阳明经热熏所致。

| 黄芩 10g | 黄连 10g | 大黄 2g | 丹皮 10g |
| 地骨皮 10g | 元参 12g | 生地 10g | |

6 剂。

1987 年 11 月 16 日，二诊：

服上方大便日 2 次，面烧热感略退。

| 炙甘草 10g | 大黄 3g | 风化硝 3g | 黄连 9g |
| 水牛角 15g | | | |

4 剂。

【笺疏】阳明主面。颜面皮肤灼热感，古称"燎面"，多由阳明经实热上熏所致，治宜清泻阳明实火。处方用三黄泻心汤合清胃散化裁。去升麻、当归者，考虑到火宜降不宜升，宜清泻不宜温散。另加玄参、地骨皮以加强清热降火、滋阴凉血的力量。之所以要清热凉血，是因为阳明多气多血，阳明实热易见血热。二诊时燎面症状减轻，转方用调胃承气汤加黄连、水牛角清胃凉血。

癫　痫

王某，女，23岁。1987年10月26日，初诊：

癫痫十余年，曾服谷维素、苯妥英钠等好转。发作时伴头痛，白带多，月经调。

桂枝 12g	白术 30g	泽泻 16g	猪苓 20g
茯苓 40g			

6剂。

1987年11月2日，二诊：

药后小便增多，白带量减少，此间癫痫发作三次，呈小发作，发时叩打胸脘。痰不多，头痛已止。脉沉滑，舌淡红。

柴胡 12g	黄芩 6g	丹皮 10g	白芍 12g
栀子 10g	茯苓 12g	炙草 6g	白术 9g
丹参 10g	红花 10g	桃仁 10g	佛手 12g
郁金 10g	钩藤 12g	全蝎 3g	当归 10g

6剂。

1987年11月16日，三诊：

癫痫小发作三次，时间缩短，痰不多，脉滑，白带不多。

明矾 3g	郁金 10g	竹茹 15g	半夏 15g
生姜 15g	陈皮 10g	枳实 10g	茯苓 30g
炙草 6g	香附 10g	菖蒲 10g	钩藤 12g
夏枯草 12g	当归 12g	白芍 12g	

6剂。

1987年12月14日，四诊：

身痒。

麦冬 12g	生地 9g	玄参 9g	竹叶 10g
黄连 6g	竹茹 12g	炒枣仁 12g	知母 6g

石斛 12g   丹皮 10g

6 剂。

1987 年 12 月 21 日，五诊：

身痒，少腹隐隐刺痛，癫痫四周未发作。

苍术 10g	厚朴 10g	陈皮 10g	焦三仙各 10g
川楝 10g	元胡 10g	香附 10g	川芎 10g

6 剂。

1987 年 12 月 28 日，六诊：

脉滑，预计月经明日将至。此间癫痫小发作 4 次，为时 1 分钟左右，少腹痛。

桃仁 15g	红花 12g	当归 12g	白芍 12g
川芎 10g	生地 6g	枳壳 10g	桔梗 6g
柴胡 12g	牛膝 10g	香附 10g	坤草 12g

6 剂。

【笺疏】师父创立的水气上冲理论认为，在心脾阳气不足的情况下，由于心阳不能下达下焦温暖肾阳，脾阳不足不能制约水气，下焦寒水即有可能逆而上冲。上冲之水停于心下则痞，停于胸则喘咳，则心悸，则胸闷，停于咽喉则噎，上冲于头则头痛、癫眩。癫痫的病机多为风痰，或为肝风肝火上旋。本案病例白带多，白带多属于水湿内盛，水湿下注。由此可知其癫痫、头痛大概率也是由水气上冲所致。《金匮要略》用五苓散治疗癫眩："假令瘦人脐下有悸，吐涎沫而癫眩，此水也，五苓散主之。"故处方径投五苓散。药后小便增多，白带量减少，头痛止，说明水湿减少。癫痫发作 3 次，呈小发作。由于初诊病历未说明服药前发作次数及发作程度，所以不知癫痫发作是否得到一定程度的控制。由于水湿已减，故转变治疗方向，用丹栀逍遥散化裁，重点泻肝息风。加黄芩、钩藤、全蝎清肝息风，加丹参、桃红、郁金、佛手活血行气。药后癫痫发作时间缩短。由于脉滑，脉滑主痰。故三诊处方用温胆汤合矾金丸化痰，更加菖蒲化痰通窍助之。另用香附、钩藤、归芍、夏枯草理气调血，疏肝息风。

矾金丸又称白金丸，主要药味组成为矾石、郁金，一方还有薄荷。其主要功能为豁痰通窍，活血息风，具有良好抗癫痫功能。药店有中成药在售。为了提高疗效，可以用石菖蒲汤送服；石菖蒲具有化痰开窍功能。

药后癫痫未发作。四诊时患者主诉皮肤瘙痒；瘙痒为皮肤肌肉症状。从处方起首 3 味药为增液汤来看，应该还有大便硬、大便难未能记录在案。语曰：
"微热则痒，热甚则痛。"《素问·至真要大论》病机十九条曰："诸痛痒疮，皆
属于心。"患者皮肤瘙痒，大便燥结，则其病机当为阴虚血热，内热外发，在
脏腑则与胃、心相关。故四诊处方用增液汤养血滋阴，清热凉血，润燥通
便。加知母、石斛滋阴清胃，再从治胃热之清胃散、治心火之导赤散借来竹
叶、黄连、牡丹皮三物，以清心胃之火。最后加枣仁养血安神，或许患者有寐
差一症。

五诊时癫痫连续四周未发作。犹有身痒，且少腹隐隐刺痛。从五诊处方看，
基本方为平胃散合越鞠丸、金铃子散，这显示师父认为其病机是气血痰湿及食火
诸邪郁滞。而师父诊断诸邪郁滞的最重要依据一定是胃脘痞闷、嗳气、舌苔厚
腻、脉弦或沉弦等。由于有宿食停滞，故处方加焦三仙消食行滞。

五诊后至六诊的一周时间内，癫痫竟然小发作四次。此种变化，并非五诊处
方致癫痫多发，我认为主要是因为矾金丸等化痰通窍、息风清热作用已经消失
殆尽。六诊时月经将至，少腹疼痛，考虑到五诊时诸邪郁滞的病机，以及经前腹
痛属于不通则痛的反应，活血通经不仅可使下焦通畅，能对抗痛经，亦可使脑窍
通畅，有助于控制癫痫，故处方用桃红四物汤加枳壳、桔梗、柴胡、香附理气行
滞，加坤草、牛膝活血通经。

高某，男，27 岁。1988 年 4 月 18 日，初诊：
癫痫。

桑叶 10g	菊花 10g	钩藤 15g	羚羊角粉 0.8g^{冲服}
竹茹 15g	浙贝 10g	白芍 20g	石决明 30g
珍珠母 30g	天竺黄 15g	全蝎 4g	龙胆草 6g
黄芩 6g	龟甲 15g		

6 剂。

1988 年 4 月 25 日，二诊：
药后大便已调，头晕减轻，癫痫未作。

白芍 15g	羚羊角粉 0.8g^{冲服}	钩藤 15g	龙胆草 6g
菊花 10g	夏枯草 12g	丹皮 10g	全蝎 3g
天麻 6g	龟甲 15g	黄芩 3g	石斛 20g
天竺黄 15g	栀子 9g		

6 剂。

1988 年 5 月 2 日，三诊：

服药大见功效。

上方加半夏 12g、竹茹 15g、橘皮 10g。

6 剂。

1988 年 5 月 9 日，四诊：

守上方。

6 剂。

1988 年 5 月 16 日，五诊：

四个月来癫痫未作。痰多，大便稀，睡觉安稳。

天竺黄 15g	海蛤壳 12g	青黛 6g	半夏 15g
竹茹 15g	生姜 12g	陈皮 10g	枳实 10g
茯苓 15g	白术 10g	炙草 6g	钩藤 15g

羚羊角粉 0.7g[冲服]

7 剂。

1988 年 5 月 23 日，六诊：

服药后于 5 月 20 日工作时癫痫发作 1 次，持续约 1 小时，发作时抽搐，口吐白沫，味臭。刻下头晕乏力，脉沉。养血熄风清热。

炙甘草 10g	小麦 15g	大枣 12 枚	生地黄 10g
百合 12g	当归 10g	杭白芍 15g	龙骨 20g
牡蛎 20g			

6 剂，水煎服。

十香返生丹 10 丸，每服 1 丸。

1988 年 5 月 30 日，七诊：

癫痫本周未发。纳、眠、便如常。脉弦软无力，舌薄白。守上法。

上方加柏子仁 10g、枣仁 10g。

12 剂。

1988 年 6 月 13 日，八诊：

癫痫未作。时有头晕，夜睡不实，易惊。痰多色白，大便偏溏，日一二次，纳佳。脉无力，苔薄白。

党参 10g	白术 10g	云苓 20g	炙草 10g
炮姜 6g	半夏 10g	陈皮 10g	钩藤 12g
全蝎 4g			

12 剂。

【笺疏】癫痫有多种类型，常见的类型有肝火肝风夹痰上旋。初诊病历没有记载脉症，临床特点不详。处方以羚角钩藤饮为基本方。羚角钩藤汤具有清火凉肝、息风止痉功能，兼能化痰通窍。本案处方再加石决明、珍珠母、全蝎镇肝息风，加龙胆草、黄芩清泻肝火。由此可见，师父辨认本案病例为肝火肝风上旋，兼有痰火。癫眩大发作的典型症状是突然昏厥，倒仆于地，多见抽搐，痰涎壅盛，口吐白沫，十分明显的是肝风痰火为患。药后癫痫未发作，头晕减轻，说明肝火已降，肝风已减。效不更方，守方进退：去桑叶、珍珠母、石决明，改用天麻、夏枯草清肝息风。加栀子、牡丹皮清肝凉血；由于增用栀子，故适当减少黄芩用量。如此应用，或许患者诉大便欠畅。因为栀子有通便功能，而黄芩却有可能减慢排便。考虑到患者每一次大发作后，必定虚弱无力，故更加石斛滋阴益气。患者"服药大见功效"，故三诊仍遵上方。由于二诊处方化痰之力不足，故加半夏、竹茹、陈皮化痰。四诊处方继续守方。

至五诊时，连续四个月癫痫未发作。患者痰多、便溏，故转方用温胆汤合黛蛤散，更加天竺黄，着重祛痰。毕竟癫痫由肝风上旋所致，故仍加钩藤、羚羊角凉肝息风。

然七天后癫痫大发作一次。患者就诊时头晕、乏力，诊其脉沉。此气虚之象。前几诊迭用祛邪之法，此时正气不足，不可再用大剂清泻。于是在息风清热的同时，用甘药补之。处方用《金匮要略》甘麦大枣汤合百合地黄汤，加当归、白芍，以养血滋阴柔肝，更加龙骨、牡蛎镇肝息风。再用成药十香返生丹化痰通窍。十香返生丹又名十香返魂丹，药味很多，具有芳香开窍、化痰安神功能，主治痰厥中风、口眼㖞斜、牙关紧闭等症，故亦可用于癫痫治疗。

从着重清肝息风，到兼扶正气，乃至于以扶正为主，本案的治法出现重大转变。

七诊时脉弦软无力，舌薄白，正气不足的现象十分明显。故守第六诊汤药方，继续"养血熄风清热"，并加柏子仁、酸枣仁养血安神。八诊时患者诉时有头晕，夜寐不实，易惊惕，痰多色白，大便偏溏，日一二次，纳可，脉无力，苔薄白。脾虚之象明显，故转方投六君子汤，加炮姜而成理中汤，以温中散寒。毕竟为癫痫治疗，故仍加钩藤、全蝎息风。古人观察到有一种脾虚而见肝风抽搐的病证，名之曰"慢脾风"。慢脾风不宜治风，只宜补脾。"若逐风则无风可逐，若治惊则无惊可治。"本案后两诊很有参考价值。

彭某，男，23 岁。1987 年 9 月 14 日，初诊：

癫痫。胸闷，心悸，胆怯，咽有痰，咯出不畅。发作时目直，手足不遂，恶心。脉弦滑。用吐法。

瓜蒂 6g	赤小豆 9g	豆豉 9g	明矾 4g
急性子 3g	党参芦 9g	郁金 9g	

2 剂。

1987 年 10 月 12 日，二诊：

咽喉不利，恶心，大便干，心烦，脉弦滑。

黄连 10g	黄芩 10g	大黄 2g	半夏 15g
陈皮 10g	枳实 10g	生姜 12g	竹茹 15g
云苓 30g	龙骨 15g	牡蛎 15g	党参 6g
炙草 6g	龙胆草 10g	菊花 10g	

6 剂。

【笺疏】本案是师父用吐法治病的少数医案中的一则。癫痫发作时目直视不能瞬，手足不遂，常见口吐白沫，说明痰邪、风邪是癫痫的重要病因。本案病例胸闷、心悸、胆怯、咽有痰不易咯出、恶心、脉滑，凡此种种，皆痰邪为患之证。本案不用内治法化痰，改用吐法，患者一定为形盛痰湿之体。处方采用《伤寒论》瓜蒂散作为基本方，加党参芦助之。急性子其性急速，用在此处也是为了加强涌吐效果。明矾、郁金为矾金丸，其功能为化痰活血，是治疗癫痫的专病专方。二诊病历文字未记录服初诊方后是否得吐。患者犹诉咽喉不利、恶心、大便干、心烦，诊其脉弦滑。脉滑主痰，心烦主热，故转方清化痰热，清泻肝火，投三黄泻心汤合温胆汤，更加龙胆草、菊花。再加龙牡以镇肝息风。

李某，男，7 岁。1987 年 1 月 10 日，初诊：

癫痫二年余。起病于高热昏迷，抽搐十八天，清醒后遗留明显左侧肢体偏瘫，智力稍差。医院诊断为脑炎后遗症脑萎缩，左侧肢体偏瘫，癫痫。癫痫发作时喉中痰鸣，左侧肢体不利，大便不利。舌红，脉弦。

生海蛤 15g	杏仁泥 6g	僵蚕 6g	全蝎 1 枚
天竺黄 6g	浙贝母 6g	钩藤 9g	杷叶 6g
桑枝 15g	牛膝 6g	竹茹 10g	

3 剂。

牛黄抱龙丸，6 丸，每服 1 丸，日服 2 次。

1987 年 1 月 14 日，二诊：

症如前。

海蛤壳 15g	杏仁泥 6g	僵蚕 6g	全蝎 1 枚
天竺黄 6g	浙贝母 6g	知柏各 3g	钩藤 9g
竹茹 10g	青黛 1g	银花 6g	连翘 6g
苇根 10g			

7 剂。

牛黄抱龙丸 20 丸，每服 1 丸，日服 2 次。

1987 年 1 月 21 日，三诊：

病已二年，左上肢抽搐，不能伸。原方加减。

金银藤 10g	钩藤 9g	丝瓜络 5g	全蝎 1 枚
天竺黄 6g	牛膝 6g	嫩桑枝 15g	僵蚕 6g
菊花 6g			

10 剂。

牛黄抱龙丸 10 丸，每服 1 丸，日服 2 次。

1987 年 2 月 4 日，四诊：

癫痫日发数次，舌红尖绛，烦躁梦呓，全是痰火郁热。用清热化痰方法。

钩藤 10g^{后下}	赤芍 10g	水红花子 10g	焦三仙各 6g
川贝母 3g	大腹皮、子各 6g	使君子 6g	

6 剂。

【笺疏】此为继发性癫痫。治之仍用一般治癫痫方法，化痰息风，清肝潜阳。在汤药以外，再用中成药牛黄抱龙丸。牛黄抱龙丸的药物组成为全蝎、僵蚕、琥珀、赤茯苓、辰砂、麝香、雄黄、胆南星、天竺黄、金箔，具有息风化痰、清热平肝功能，主治惊厥抽搐，可以用于癫痫治疗。笔者认为全蝎以研末冲服为宜。古方牵正散中有全蝎，为服散剂，可以参考。全蝎若入汤剂，经过煎煮，其效力有所下降。

药后病情无明显改变。二诊仍遵前法，化痰息风，清降肝火。用僵蚕、全蝎、钩藤清肝息风，用海蛤壳、杏仁、天竺黄、浙贝母、芦根清热化痰，用知柏、青黛、银翘清热平肝，仍用牛黄抱龙丸息风清热。药后似乎见病情减轻，故三诊遵二诊方法，适当减少药味。四诊时癫痫犹日发数次，诊见舌色红，舌尖绛。绛乃深红色，反映热重。而且患者烦躁多梦。由此知其病"全是痰火郁热"，故拟"用清热化痰方法"治之。处方用钩藤、赤芍清肝息风，用川贝、水红花子清化热痰。另外还用焦三仙、大腹皮子、四君子消食行滞，以杜绝生痰之源。

肿　瘤

周某，男，60岁，住甘肃兰州。1987年2月9日，初诊：

咳嗽，右侧胸痛。于1986年诊断为"鳞型肺癌"。大便偏干，右肩胛疼痛，心烦，溲黄。脉弦，苔腻。肝火刑肺之证。

海蛤粉 15g	青黛 9g^{包煎}	大黄 1g	黄芩 9g
枇杷叶 12g	栀子 10g	胆草 10g	柴胡 10g
全瓜蒌 20g	浙贝 12g	甜葶苈 6g^{包煎}	

6剂。

犀黄丸2瓶，每次3g，日服2次。

【笺疏】肺鳞癌，咳嗽、心烦，尿黄，大便干，肺热也。右侧胸痛、右肩胛疼痛者，痰结血瘀也。苔腻主痰，脉弦主痛，主肝气。故判定"肝火刑肺"为本案病例的主要病机之一。师父门诊患者很多，无暇详述全面病机。处方用黛蛤散化痰且清泻肺肝，用大黄、黄芩、栀子、龙胆草清泻肝火，用全瓜蒌、浙贝母、枇杷叶、葶苈子化痰散结泻肺，用柴胡理气疏肝。更用中成药西黄丸解毒止痛，对抗肿瘤。

犀黄丸亦名西黄丸，其君药为牛黄，牛黄别名西黄、犀黄。西黄丸出自《外科全生集》，具有清热解毒、活血化瘀、散结消癥、消肿止痛功能，可用于多种肿瘤治疗。

刘某，男，73岁。1987年11月2日，初诊：

胸痛，食则噎，时有呕吐，舌红，苔黄腻。西诊"食道癌"。脉弦。

糖瓜蒌 40g^{先煎}	黄连 9g	半夏 15g	厚朴 15g

4剂，水煎服。

【笺疏】食管癌古称为"膈"，为传统四大难治症（风痨鼓膈）之一。胸痛，进食时噎塞难下，时有呕吐，舌苔黄腻，此由胸胃痰热及瘀血阻塞所致，亦可以称之为"结胸"。故处方用《伤寒论》小陷胸汤为主方，清热化痰散结，并加厚朴宽胸理气。瓜蒌重用至 40g，先煎以充分发挥其豁痰散结、活血化瘀的功能。不过需要说明的是，食管癌的治疗难度极大，小陷胸汤对该病的药效是比较有限的。传统上常用于治疗膈证的方法还有润燥法，如用麦门冬汤、益胃汤等；降逆法，如用旋覆代赭汤、小半夏汤等；理气行滞、清热化痰法，如用栀子豉汤、柴芩温胆汤、小陷胸汤、大柴胡汤等；以及活血化瘀法，如用血府逐瘀汤等。

宋某，男，59 岁。1987 年 11 月 30 日，初诊：

左侧胸痛咯血七年余，近半年来胸痛咯血加重，咽干，喜呕，腹胀满，纳不香。1980 年诊断左肺结核、左侧胸膜炎。1987 年 11 月诊断为肺癌。

浙贝 10g	薏米 15g	冬瓜仁 15g	川楝 9g
芦根 12g	杷叶 12g	大腹皮 10g	茵陈 12g
枳壳 9g	十大功劳 10g	白茅根 30g	鱼腥草 9g

6 剂，水煎服。

1987 年 12 月 7 日，二诊：

咳血略减，仍腹胀纳少，胸痛，痰少。

白茅根 30g	薏米 30g	冬瓜仁 20g	芦根 20g
浙贝 10g	海蛤壳 12g	青黛 6g^{包煎}	鱼腥草 10g
瓜蒌皮 10g	杷叶 12g	仙鹤草 10g	茵陈 12g

6 剂。

犀黄丸 2 瓶，每次 3g，日服 2 次。

1987 年 12 月 14 日，三诊：

咳血已止，痰白黏，大便三日未解，纳差，胸痛。未服犀黄丸。

薏米 15g	芦根 15g	白蔻仁 9g	厚朴 10g
茵陈 12g	浙贝 10g	射干 10g	郁金 10g
菖蒲 10g	冬瓜仁 30g	大腹皮 10g	滑石 10g
通草 10g	杏仁 9g	鱼腥草 10g	蛇舌草 12g

6 剂。

犀黄丸 2 瓶，每次 3g，日服 2 次。

【笺疏】胸痛、咯血，其病不离于肺。肺为贮痰之器，肺病多痰。由此可以判定本案病例的基本病机为痰热阻肺，热伤肺络。西医对肺癌的诊断对本案理法方药有重要的参考价值。咽干、喜呕、腹胀满 3 个症状反映肺胃痰热气阻。故治之宜化痰理肺，凉血止血。处方用《千金》苇茎汤加浙贝母、枇杷叶、鱼腥草、枳壳化痰清肺、理气散结；用白茅根、十大功劳叶凉血止血。加川楝子疏肝理气，降逆和胃。笔者常用《千金》苇茎汤治疗肺脏结节、肿物等增生性病变，多不去桃仁，且多与《伤寒论》桔梗汤合用。桃仁有化痰散结功能。

药后咯血略减，仍然腹胀纳少，胸痛，痰少。痰少并非无痰，而是痰结在肺，不能咯出。故二诊守方，加黛蛤散、瓜蒌皮清热化痰散结。适当增大《千金》苇茎汤诸药用量，特别是重用薏苡仁，以保证化痰散结的药力。治肺脏肿瘤一定要重用薏苡仁，其每日用量不宜小于 30g，重用至 60g 亦好。以仙鹤草易十大功劳叶止血。处方用《千金》苇茎汤不用桃仁，用瓜蒌不用瓜蒌仁，不知是否存在便溏。由此可知处方之所以去川楝子、枳壳、大腹皮，其思想大概是不欲过多泄气。

三诊时咳血（咯血）已止。仍有胸痛，纳差，痰白黏，大便 3 日未解。病历中"未服犀黄丸"一句旨在说明大便三日未解的一方面原因。处方仍守《千金》苇茎汤为基本方，另合治疗上焦湿热的甘露消毒丹，并从三仁汤借来杏仁、厚朴、郁金，目的是化痰理肺、行气活血。另用大腹皮行气祛湿，用鱼腥草清肺祛湿，用蛇舌草对抗肿瘤。总之，三诊处方着重化痰散结，祛湿理肺。

张某，男，51 岁。1987 年 2 月 9 日，初诊：

肺鳞癌。左胸疼痛半年余，近来加重，咳嗽带血，纳可，眠佳，二便正常，已接受化疗。

冬瓜仁 30g	薏米 30g	芦根 30g	桃仁 10g
浙贝母 12g	鱼腥草 12g	茅根 20g	白花蛇舌草 12g

6 剂。

犀黄丸 2 瓶，每次 3g，日服 2 次。

【笺疏】肺癌的基本病机是痰结。咳嗽带血，无寒证，由此可以判定痰热入血。处方用《千金》苇茎汤加浙贝母、鱼腥草清热理肺，化痰散结，加白茅根凉血止血，加白花蛇舌草清热解毒，对抗肿瘤。

梁某，男，30 岁。1987 年 12 月 21 日，初诊：

甲状腺瘤四年余，无明显不适。脉弦，舌淡，苔白。医生建议手术。

夏枯草 12g	浙贝 10g	牡蛎 15g	银柴胡 10g
瓜蒌仁 9g	海藻 10g	蜂房 4g	连翘 9g
元参 10g	山慈姑 6g	花粉 6g	紫背天葵 10g

12剂。

【笺疏】甲状腺腺瘤为临床常见甲状腺良性肿瘤，中医称之为瘿瘤，其基本病机为肝气郁滞、痰气结聚。舌淡、苔白、脉弦，寒热性质不明显，治之宜疏肝理气、化痰散结。处方用治瘿瘤专病专方消瘰丸（玄参、贝母、牡蛎）为基本方，加银柴胡、夏枯草、瓜蒌、海藻、连翘、蜂房、山慈菇、天花粉、天葵子疏肝理气、化痰散结。其中夏枯草可以视为治疗甲状腺瘤的专病专药。海藻亦具有抑制甲状腺瘤、消甲状腺结节的功能。蜂房主要用于治疗痈疽、疔疮、瘰疬等病。山慈菇具有抗肿瘤功能。处方并不用柴胡，用的是银柴胡。银柴胡为石竹科植物银柴胡的根，能退虚热。柴胡是伞形科草本植物柴胡的根，辛凉发散，能疏泄少阳，疏肝利胆，能解外邪引起的实热。这里不用柴胡，而用银柴胡，是因为舌淡苔白，无实热之邪，既要引导诸药之力至于肝经，又不欲过用凉散。

张某，男，65岁。1989年3月6日，初诊：

右胁刺痛20余天，食眠尚可，二便正常，舌质红，苔黄褐而腻。医院检查发现肝内多发窦性占位病变（肝癌，肿瘤中心液化），肝门区见多发肿大淋巴结。

柴胡鳖甲汤加半枝莲10g、白花蛇舌草12g、茵陈15g、元胡10g。

6剂。

1989年3月13日，二诊：

肝区之痛见缓。

生牡蛎30g	鳖甲30g	赤芍12g	丹参12g
茜草10g	红花10g	麦冬15g	茵陈15g
沙参10g	玉竹12g	半枝莲12g	蛇舌草12g
川楝12g	延胡10g	柴胡3g	射干10g
蜂房6g	土元10g		

12剂。

1989年3月28日，三诊：

肝区疼痛，肿胀，药后能眠，小便黄，大便不成形，日五六行，白油状，脉沉弦，舌暗苔白腻。

柴胡解毒汤

半枝莲12g	蛇舌草12g	川楝12g	元胡10g
牡蛎30g	鳖甲15g	苍术10g	茜草10g
土元10g			

7剂。

【笺疏】柴胡鳖甲汤为刘老自制方。其药物组成为柴胡、鳖甲、牡蛎、玉竹、生地黄、麦冬、沙参、当归、白芍、土鳖虫、茜草，其主要功能为滋阴凉血、养血柔肝、活血软坚。本案病例为晚期肝癌，属于肝脏癥积，多由肝炎发展而来，故处方于柴胡鳖甲汤加半枝莲、白花蛇舌草、茵陈清热解毒，对抗肿瘤，加延胡索活血止痛。药后肝区疼痛减轻，守方加丹参、红花、川楝子、射干、蜂房，以加强活血化瘀、清热解毒药力。三诊见肝脏湿毒明显，故转方用柴胡解毒汤加苍术疏肝清热，除湿解毒，对抗肿瘤，合金铃子散活血理气止痛，加牡蛎、鳖甲、茜草、土鳖虫活血软坚。半枝莲、蛇舌草为当今临床抗肿瘤常用药物。恶性肿瘤晚期，处方用量甚轻，此或为姑息治疗。

刘渡舟教授学术思想及临床经验选要

傅延龄

一、师父的主要学术思想

在师父的学术著作和医疗活动中，处处可见反映出他重视中医阴阳五行学说和脏腑经络学说，重视人体阴阳平衡、脏腑调和的重要性，突出整体观念和辨证论治的特色，强调因人、因时、因地制宜原则和治病求本原则的学术思想，这些内容几乎可以说是所有中医学家学术思想的共性。师父自己的学术思想特点主要有下述几个方面：

（一）气机论

师父说，中医学认为，人体气机调畅是维持健康的必要条件；气机运动的基本形式是升降。师父说，中医学认为，人体气机调畅是维持健康的必要条件；气机运动的基本形式是升降出入。《内经》有言："出入废则神机化灭；升降息则气立孤危。"人体的生理活动，如人气与天地自然之气的交通，脏腑之间的生克制化，精微物质的流布代谢，正气对病邪的抵御驱逐等，都依赖气机的升降出入。病邪侵入人体以后，气机首先受到影响。在阴阳气血之中，气机受病最早，其受病的机会也最多。绝大多数疾病的病变在于气，未离于气。以气血相对而言，人身之病，其在气者十居七八，其在血者十仅二三。气病有不影响于血者，而血病每关乎气。

师父说，人体气机的升降出入虽然是诸多脏腑功能的反映，也是由诸多脏腑功能所维持的，但其中肝胆和脾胃的功能尤其重要，这是因为肝胆是人体气机出入的枢纽，而脾胃是人体气机升降的枢纽。脾主升，胃主降；胆气出，肝气入。如此则气机升降出入、循环有序。肝胆脾胃气机升降失常则一身之气皆有可能受到影响；反过来，肝胆脾胃的枢纽作用也常常受到四者以外任何脏腑病变的影响。故治疗疾病时，医生要注意顺从、促进、恢复脾胃肝胆的升降出入。

师父说，善治病者重视调气；善调气者重视调畅肝胆之气和脾胃之气。他在临床上善于用《伤寒论》柴胡剂和泻心剂调理肝胆和脾胃。师父认为，张仲景用柴胡剂调畅肝胆，用泻心剂调理脾胃，此最为后世效法。柴胡最善调畅肝胆之气，推动气机出入，并由此促进脏腑功能的正常运行。《神农本草经》言柴胡主"肠胃中结气，饮食积聚"等病，说明它可促进六腑的新陈代谢，能推动少阳枢机，并由此起到调和表里、消积化食的作用。柴胡辛散以助少阳胆气之出，黄芩苦寒以助厥阴肝气之入，柴芩并用，则出入如常矣。然二者之中关键在于柴胡的疏解，故《伤寒论》用柴芩运转肝胆时，黄芩或可减去，而柴胡却是必用之品。

依仲景法，柴胡剂中还可以用白芍之酸收，柴芍相伍，一出一入，一散一收，促进肝胆之气的出入。调理脾胃升降主要就是要降胃升脾。胃气以降为顺，胃气不降即是有火，用黄连、黄芩以清之，清火即是降胃；脾气以升为常，脾气不升多兼里寒，故既用参、草益气，亦用干姜温中。如此不治气而气自调，脾胃升降恢复正常。后世在使用半夏泻心剂时，又有加枳实，或加木香、砂仁的方法，直接使用气药调理脾胃，亦有道理。

按照师父的经验，运转枢机、疏利肝胆、调理脾胃是治疗疾病的重要途径；无论何种疾病，亦无论病情多么复杂，寒热夹杂，虚实疑似，表里不和，上下不通，看起来治之颇难，但只要表现出胸胁苦满、口苦纳差，其脉弦细，即可用柴胡剂调畅肝胆，枢机一转，病自向愈。只要表现出脘腹痞闷、胃不降而呕逆、脾不升而溏泻，即可用泻心剂调理脾胃，脾胃升降恢复正常，其病也能向愈。

师父善于用调气方法治疗疑难杂病，如用四逆散治疗阳痿的经验就十分巧妙。他在临床上亦善于于主治方剂中加用调气之品，以加强疗效，如在治疗肝病的方剂中使用气药，以治疗肝区疼痛为主的柴胡止痛汤与治疗腹水为主的白玉汤皆用紫菀、枳实；用五苓散治疗"水痞"时加生姜、枳实；使用小柴胡汤治疗少阳枢机不利所致胸闷气郁时加香附、川芎，或与越鞠丸联合运用。女子善怀，治妇女气郁之病，师父常用逍遥散、柴胡汤、越鞠丸，而常有玫瑰花、绿萼梅的加味之法。师父一般使用的调气之品有青皮、陈皮、木香、砂仁、香橼、佛手、桔梗、枳壳、香附、川芎、紫菀、郁金、槟榔、厚朴、浙贝、枣仁等，各依具体病情及具体病位作加味运用。

师父说，调气是治疗的一个主要目的，但调气的手段并不仅仅局限于使用理气方药，针对引起气机不调的病因进行治疗，寒者温之，热者清之，皆是调气。当然，使用理气方药是调理气机的最为直接的手段。

（二）攻邪论

师父认为，从疾病发生学的角度来讲，正气不足是疾病发生的内在依据，邪气之所以能够侵犯人体，疾病之所以能够发生，都是因为正气先虚；此即《素问》所谓"邪之所凑，其气必虚"。但这只是就邪正力量的比较而言，只是说明发病过程，而决不是对病机的解释。如果从治疗学的角度来看，疾病一旦发生，邪气即成为矛盾的主要方面，祛邪即成为治疗的首要任务。这就是古人说的"虚处受邪，其病则实"。邪气去则正气自安，虚弱的正气在邪气离开人体之后即可自行恢复。因为人体正气的新陈代谢是一种自然本能，只要没有不利因素的影响，没有干扰和妨碍，正气即可生生不息。

那些拘泥于"邪之所凑，其气必虚"理论，拘泥于"正气充盛则病邪自退"说法的人，在理论上和哲学上虽然有其道理，但在治疗实践中往往行不通。因为如果邪气未退而用补益，不仅可能滞邪，还可能助邪；而由于有邪气阻碍，正气却得不到丝毫的补充。师父说，攻邪论并非金人张子和的发明，它是张子和根据张仲景《伤寒论》等著作提出来的。《伤寒论》治病就以祛邪为主，汗、吐、下、清、消诸法，俱是攻邪，不唯三阳病治宜攻邪，即或三阴病，其因于邪实而要用攻逐方法者也不少。

基于这样的认识，师父在临床上诊断辨证时注重对病邪的辨认，治疗时注重法除邪气。师父还指出，就目前临床所见病证来看，阳证多而阴证少，实证多而虚证少，热证多而寒证少。其原因是多方面的，最主要的原因是人生活在天地之间，处于风寒暑湿燥火之中，既得其益，亦可能受其害。此正如《金匮要略》所言"风气虽能生万物，亦能害万物"。六淫侵入身体，治之便当攻邪。从内因来讲，脏腑机能易于亢进，如心火过盛、肝阳上亢、胃热过激等。即使脏腑功能低下，但脏腑功能的低下又易于导致继发的病邪，如瘀血、痰饮、宿食等，而形成虚实夹杂之证。

此外，如今人们生活富足、营养过剩，体内多有积热、蕴湿、痰饮、食滞。再如人们喜进补品，无病之时经常服用，既病之后亦用补益。医生亦不少迎合患者心理或漫无主见者，患者欲补即补之，以致目前用补之风愈演愈烈。诸如此类，便使邪实之证更加多见。在治疗时，实证固然要祛邪，即便虚实夹杂者亦要以祛邪为主。扶正以祛邪是间接祛邪，多宜于在正虚不任攻逐之时使用，否则收效不佳，不若用药直接攻邪取效快捷。所以"攘外安内"较之"安内攘外"的方法更为重要。

师父指出，临床医生要注意对假虚证的辨认。在不少情况下，本为邪实之证，却表现出一些虚弱的症状，为医者不可被这种假象所迷惑，误认为虚而用补剂。如身体壮盛之人，暴受邪气，或外感风寒，或内伤饮食，本气未必皆虚，受病之后，反而出现虚象，出现动作衰乏、四肢无力、恶食、呕泻、少气、虚冒之类的症状。此邪实为本，治之但当亟去其邪，不可误以为虚证，或顾虑攻邪会虚其正气，加用补药。否则会对攻邪药物形成牵制，不利于祛邪。师父在临床上常用发表攻邪、清泻里热、通泄腑实、除湿化浊、疏肝解郁、攻逐瘀血、利水化饮、镇肝息风、化痰散结、行气导滞等祛邪方法，所治疗的病证十分广泛。

（三）火证论

师父专攻《伤寒论》，兼及于《金匮要略》，对张仲景辨治火热病证的方法深有研究，颇多推崇。《伤寒论》中，凡病之属于阳明、少阳、厥阴而用清凉方法者十有七八；太阳变证中属热者亦甚多；六经病中属虚寒宜于温补者十仅三四，大多数病证兼有寒热，宜于凉温并用、攻补兼施方法。这说明张仲景《伤寒论》对火热病证是很重视的。师父说，古人认识到，人身五行各一，唯火有二；六气之中，火与热居二。故《内经》病机十九条，属火者有五，属热者有四。这都说明火热致病的重要性和广泛性。后世医家对火热致病予以了足够的重视，其最为著名者有刘河间等人。

师父对刘河间的火热论作过较深入的研究。认为其"六气皆可化火""五志过极化火"很有道理。他晚年作有"火证论"，系统地论述了火证医学源流，论述了火郁、火中、火痞、火狂、火痛等常见火证的脉因症治，是一篇十分成熟的医论。在这篇医论中，师父论述了实火、虚火、郁火、阳火、阴火的概念，提出实火宜泻、虚火宜补、郁火可发、阳火宜直折、阴火宜温导的治疗原则。不过他更重视的还是实火证治，在临床上常用大黄黄连泻心汤、黄连解毒汤、栀子金花汤、龙胆泻肝汤、化肝煎、泻青丸、清胃散、栀子豉汤、白虎汤、竹叶石膏汤、承气汤、导赤散、葛根芩连汤、白头翁汤等清热泻火之剂。

师父鉴于目前火证未能得到人们的足够重视，深以为忧；文中有"微斯人，吾谁与归"的感叹！师父专攻《伤寒论》，似乎古代寒证论的学说思想对他的影响较大，但他重视实际，根据火证多见的临床事实，提出了新的火证论，在研究寒证的同时，更加强调火热致病及寒凉清火方法的重要性，这对于我们是很有启发意义的。在临床上，他用清热泻火方法治疗脱发，而不是如一般常规那样用补药养血滋肾；用清热泻火方法治疗面瘫，而不是像一般常规那样用风药祛风解痉；用清热泻火方法治疗身体疼痛麻木，而不是像一般常规那样散风湿、通络脉，凡此种种，超出常规之外，又尽在医理之中，非有真知灼见，断无如此出奇制胜之法。师父的这些经验对中医治疗学是极大的发展，为中医临床医学增添了新的内容。

（四）水证论

水证是指人体水液代谢障碍，过多水液内留而不能排出体外所形成的病证。水是人体重要组成部分，故《内经》言人体禀木、火、土、金、水五行而生成。水能载舟，亦能覆舟。有余不足，皆能致病。不足者是燥证，有余者即是水证。水液在人体升降出入，循环不已，与肺、脾、肾三脏及膀胱、三焦有密切的关系，《素问·经脉别论》论之甚精。水液内留，停蓄为病，也与此三脏二腑的功能障碍密切相关，此人皆尽知者。不过，老师指出，心脏属火，上居于胸。心与火皆阳，为"阳中之太阳"。心脏阳气充足，则下焦寒水之气不能上冲为害。若心脏阳气虚弱，则下焦水寒之气就有可能逆而上冲，致生诸病。这一方面的生理和病理现象为人所未能尽知者。

水邪致病，范围甚广。在诸种病邪之中，有两种病邪具有善行易动的特性，即风与水。水饮变动不居，上下表里，无所不到。在表为浮肿，在里为胀满，在上为眩晕昏冒、聋盲噎塞，在下为鹜溏腹泻、小便不利，在心为悸动，在肺为咳喘，在胃为呕逆……老师指出，对于水证的治疗，《内经》已提出了基本原则，包括开鬼门、洁净府、去菀陈莝。《伤寒论》《金匮要略》提出了很多行之有效的方法，包括许多至今在临床上广泛使用的方剂，为医者要谨记勿忘。其中需要着重提到的是，仲景通过治心、温心脏之阳以治水的方法，今日不可不讲。师父在长期的临床实践中认识到，仲景苓桂术甘汤为温心阳、消水饮的代表方剂，用于今日临床常见的各种心脏病而具有水气上冲特征者，疗效十分可靠。

师父在长期的临床实践中，不仅认识到了一系列能够准确反映水饮的症状和体征，如他所称"水舌""水色""水脉""水斑"者，还创制了相当数量的治疗水证的有效方剂，如苓桂茜红汤、苓桂杏苡汤、白玉汤等。他发现，在苓桂术甘汤的基础上再加入仲景治疗寒饮所惯用的干姜、细辛、五味子，即在某种程度上能治疗小青龙汤功效所不及的寒痰冷饮所致的诸多疾病。他指出，苓桂术甘汤去桂枝加白芍即是"苓芍术甘汤"，亦即《伤寒论》桂枝去桂加茯苓白术汤。由于桂枝走表利于上，芍药走里利于下；桂枝利于阳，而芍药利于阴，故苓桂术甘汤与苓芍术甘汤二方正好组成一个阴阳、表里对峙的方阵。师父在临床上亦常将苓桂术甘汤与真武汤联合使用。他认为如此则表里并调，阴阳双补，更为全面。诸如此类，皆说明他十分重视水证证治，在水证辨证论治方面十分精到。

（五）主症论

师父在临床辨证方面十分注重传统。传统习用的辨证方法如病因辨证、脏腑辨证、八纲辨证等，都为他临床常用。不过，由于他专攻《伤寒论》，受《伤寒论》辨证论治方法的影响很大，故他更加重视六经辨证方法。他坚持"六经为百病立法"的观点，认为六经辨证方法可以广泛用于临床各科疾病的辨证论治。正是由于对仲景学说的长期研究和受仲景学说的长期熏陶和深刻影响，他更加重视和擅长运用"抓主症"辨证方法，对抓主症方法的临床应用得心应手。

他认为"抓主症"是中医辨证的最高水平，是中医成熟临床经验的体现。他说："主症是辨证的关键，反映了疾病的基本变化，是最可靠的临床依据。"主症为纲；抓住了主症就抓住了纲领，纲举而目张。抓住了主症，治好了病，也就是发展了《伤寒论》的治疗范围，扩大了经方的应用领域。正因为如此，他曾多次撰文论述抓主症方法的意义及其具体操作方法；在一次中日中医学术交流会上，师父也作了关于抓主症方法的学术报告。由此可见他对这种辨证论治方法的重视程度。

他是这样论述的，也是这样实践的。如临床见脚挛急、舌质红、脉弦细即投芍药甘草汤；见口苦咽干、胸胁满结、大便溏泻或时腹自痛、小便不利、手臂麻木、脉弦而缓者，即投柴胡姜桂汤；见心下痞满、恶心呃逆，大便溏稀者即投生姜泻心汤；见大病瘥后虚羸少气、气逆欲吐，即投竹叶石膏汤。凡此种种，不胜枚举，的确达到了炉火纯青的境界，极其简练。我体会到，主症就是疾病的主要脉症，是疾病之基本的、本质的病理变化的外在表现，是证的诊断标准。在临床辨证过程中，抓住了主症就是抓住了疾病的本质，依据主症治疗就是治本，就能获得好的治疗效果。抓主症是中医成熟经验的反映。

（六）脾胃论

《伤寒论》非常重视脾胃；后世医家总结出"保胃气"为《伤寒论》的基本治疗原则之一。师父既受到张仲景"顾护胃气"学术思想的影响，同时又受到李东垣脾胃论学术思想的影响，因而他十分重视脾胃。他认为脾胃在人体生理、病理和疾病治疗过程中具有很重要的地位。这是因为，其一，脾胃是人体后天之本，气血生化之源；脏腑及躯体的营养都依靠脾胃的消化功能。脾胃机能正常则人体气血充足，正气旺盛；脾胃机能不振则人体气血来源匮乏，正气虚衰。其二，脾胃居于中焦，是人体气机升降的枢纽，一身气机的升降调畅在很大程度上取决于脾胃升降。脾胃升降失常则人体清气不升、浊气不降，上、中、下三焦都可能因此出现病变。其三，外邪伤人，其由口入者，先伤于胃；饮食劳倦是临床常见的病因，其伤亦在脾胃，故脾胃病以及与脾胃相关的疾病在临床上十分多见。

他说，正因为脾胃在人体生理、病理以及治疗方面占有十分重要的地位，故临床医生应该重视脾胃调理。调理脾胃不等于补益脾胃，依然要遵循热者清之、寒者温之、实者泻之、虚者补之的原则。在补虚方面，师父于四君子汤类方剂、补中益气汤类方剂、建中汤类方剂、理中汤类方剂都较常用。他说，张仲景四逆辈、建中汤以及李东垣补中益气汤系列皆可为后世效法，然二家在益胃养阴方面略嫌不足，叶天士等人养胃阴方法正可作为补充，羽翼圣贤。

在调理脾胃气机升降方面，师父常用半夏泻心汤类方和补中益气汤类方。对于杂证中兼见胃肠实邪壅滞的病变，他往往于主治方剂之中加入少许大黄，以去其壅滞，推陈致新。他说仲景半夏泻心汤补脾泻胃，李东垣补中益气汤升清降浊，是临床升降脾胃的不易之法。此外，师父还较常用承气辈通泻胃腑，用小陷胸汤清化胃中痰热，用大黄黄连泻心汤清降胃火，用枳实导滞汤清理胃肠、祛湿导滞，用泻黄散清泻脾家湿热，用平胃散除湿理胃，用桂枝加芍药汤理脾和络等。凡此种种皆体现了他调理脾胃方法的丰富多彩。他说，调理脾胃既可以直接治疗脾胃病变，亦可以间接治疗与脾胃相关的病变。有些病变似乎与脾胃无密切关系，但若求之于中，却可取得较好效果。如大病久病调之于中，阴阳虚损调之于中等。诸如此类，古代医生积累了较多经验，值得学习和研究。

二、临证经验

（一）治疗慢性病毒性肝炎的经验

慢性病毒性肝炎是现今临床上极常见的一种传染病，是由肝炎病毒感染引起的肝脏炎性病变。目前临床上所见主要为甲型肝炎、乙型肝炎和丙型肝炎。各种原因所致肝炎在病原上虽有不同，其病理过程亦有差异，但其基本病变则有相当多的共性。在治疗上主要是以清除病原体、保护肝脏、恢复肝脏功能，以及处理合并症为目标。

慢性病毒性肝炎的中医辨证论治方法往往因不同的医生而异。目前人们对其病因病机的认识有一致处，也有不同处。其一致处在于都认为慢性病毒性肝炎的主要病因是"毒"邪，其不同处在于对病机是否兼见湿热、气滞、血瘀、脾虚或肾虚的认识上还有分歧。

师父在长期的临床实践中，创制了一套比较完整的对慢性病毒性肝炎的辨证施治方法。他认为慢性病毒性肝炎之原始病因为湿热夹毒，此种病因从外界或经由口鼻，或经由皮腠进入人体。外邪进入人体以后是否发病，还受到人体正气、情志、体内宿邪等因素的影响。一旦湿热夹毒盘踞肝脏，肝脏疏泄功能即受障碍，气机郁滞，进而血脉瘀阻，这就形成了肝炎。这是肝炎的基本病机。

在病变早期，湿热毒邪比较突出，偏重于气分，主要表现为气热、气滞、气逆。病至中期，病邪入于血分，气分之邪渐退，病变则偏重于血分，主要表现为血热、血瘀、血虚。但无论早期还是中期，气分病变和血分病变都是同时存在的，只是各有侧重而已。有时疾病才被发现即已入于血分，未见明显的气分阶段。所以不可单纯根据疾病出现后病程的长短区分气血。在疾病传变的过程中，病邪可以从血分复出于气分，甚至在气分和血分之间出入进退，慢性活动性肝炎就属于这种情况。随着病情的进一步发展，由于肝气郁滞，血络瘀阻，三焦不能通调，或木郁土壅和湿困伤脾，或热伤阴血，肝病及肾，可能出现水液运行障碍，或阴血亏虚、脾阳损伤等变化，导致水鼓或癥积形成。

慢性病毒性肝炎的最基本病变是湿热夹毒损伤肝脏以及继发的肝气郁滞和血络瘀阻，因而治疗的关键是清利肝脏湿热，解毒，理气，活络。此外，在疾病的中期阶段，根据具体病情，或兼用温脾益气，或兼用滋阴养血，随证治之。师父创制的柴胡解毒汤、柴胡活络汤、柴胡鳖甲汤以及经方柴胡姜桂汤就体现了这样的原则和方法。

从临床观察结果看来，慢性病毒性肝炎存在着气分和血分两种基本证型，绝大多数临床病证都属于这两种基本证型。师父把这两种病证分别称为"气分肝炎"和"血分肝炎"。根据他的经验，在对慢性病毒性肝炎进行辨证时，辨气血是最为关键的。

气分肝炎的基本症状特征是：肝区痞胀或疼痛，胸闷脘痞，纳差，恶心，厌油，烦躁，身体困重、不耐劳作，多睡眠，尿黄，舌体大，舌质红，舌苔黄厚腻，脉滑弦或脉大、脉数。望诊尚可见面生粉刺、面如蒙油垢或面色潮红或白睛黄赤等征象。

血分肝炎的基本症状特征是：肝区痞胀或疼痛，身体疲乏，不耐劳作，烦躁，饮食基本正常，舌苔薄腻、舌体不大或见瘦小，脉弦细。有时血分肝炎可以无明显的自觉症状，这是因为毒邪深伏于血分，而不明显地表现于外。

在传统辨证标准以外，西医学微观指标亦对气分肝炎和血分肝炎的鉴别有重要价值：一般而言，丙氨酸氨基转移酶（GPT）升高以及球蛋白升高是肝炎病在气分的标志，而乙型或丙型肝炎病毒标志物阳性以及清蛋白降低是肝炎病在血分的标志；在临床辨证时要善于利用这样的指标。要特别注意的是，这样的指标对气分肝炎和血分肝炎虽然有极重要的鉴别诊断意义，但在临床辨证时又不可拘泥，还应当与中医传统指标很好地结合起来。例如，有时 GPT 异常而在中医传统辨证时没有见到明显的气分脉症，这时也要从血分施治。反之，有时 GPT 正常，但气分表现很突出，那么即使肝炎病毒标识物阳性，也要从气分去施治。凡此都需要医生对具体情况进行具体分析，灵活掌握。

至于治疗，气分肝炎宜治气，血分肝炎宜治血。气分入于血分者治其血，血分出于气分者治其气。气血同病者先治其气，乃治其血。这是一般大法。气分肝炎以清热利湿解毒、调理气机为主，兼以疏通血络。血分肝炎既要清热解毒、调畅气机，同时也要活络祛瘀、养血和血。这是因为肝主疏泄，喜条达，其气机的畅达能促进血脉的运行。而且肝藏血，所以肝病恒多气血郁滞之病，因此其治疗也要兼顾气血，只不过要根据具体的情况而各有侧重。治疗气分肝炎的基本方是柴胡解毒汤，治疗血分肝炎的基本方是柴胡活络汤。

柴胡解毒汤由柴胡、黄芩、茵陈、炙甘草、土茯苓、草河车、凤尾草、土鳖虫、茜草组成。此方能疏肝理气、清热利湿、凉血解毒、活血通络。

柴胡活络汤在柴胡解毒汤的基础上再加活血通络、养血和血的当归、白芍、泽兰、红花、海螵蛸而组成，因而其作用的重点在于血分。

此二方的加减化裁很重要。湿热毒邪甚或肝胆火甚者，用柴胡解毒汤加垂盆草、大金钱草、龙胆草清热解毒，名为"三草柴胡解毒汤"。肝区疼痛明显者，合用金铃子散（川楝子、延胡索）以疏肝活血止痛。大便不实而属于脾气虚者，加白术、茯苓健脾益气。若兼有中寒者，加炮干姜温中。尿黄明显者，加大金钱草、虎杖清利湿热。转氨酶居高不下者，加用垂盆草。絮浊试验异常、球蛋白升高、白蛋白降低，AG 比值倒置，重用土鳖虫、茜草。乙肝标识物阳性者可加叶下珠。伴有黄疸者，合用茵陈蒿汤或栀子柏皮汤。

茵陈清热退黄，为治疗诸黄的专药，无论阴黄还是阳黄皆可使用。如果是阳黄，亦可单用一味茵陈水煎频服，其用量可达 30g 以上。凡湿热发黄，用茵陈蒿汤后，黄仍不退，但是正气业已渐耗，脾胃之气受损，阴分尚有伏热，如见手足心热、五心烦热等症，则转方用栀子柏皮汤治疗。其方用甘草扶助正气，利于邪实正虚者。总之，对于湿热发黄，用茵陈、栀子等清利湿热而退黄，医者患者都要有耐心。因为湿热缠绵，难以一时尽去，要缓缓图之，不可操之过急。务使湿热邪气尽去才可罢手。若留有余邪，有可能出现病情反复，更加难治。

又有一种湿热较重的病证，口渴喜饮，舌苔黄厚而腻，必须用"三石柴胡解毒汤"，即柴胡解毒汤加生石膏、滑石、寒水石。有些慢性活动性肝炎病例丙氨酸氨基转移酶居高不下，用柴胡解毒汤往往效果不显，这时应该使用三石柴胡解毒汤，一般能够取得较好治疗效果。

也有暂时不宜用此二方而需要转用他方的情况。如出现新病（新感外邪），即宜治其新病。又如某种合并症突出，则暂治其合并症。慢性肝炎如果失眠可用黄连阿胶汤治疗。如果肝炎腹胀满，用《伤寒论》厚姜半甘参汤治疗。一患者腹胀难忍，午后尤甚，自觉有大量的气壅滞于腹中，上下不通，师父投厚姜半甘参汤，一剂而其病若失。此方的使用一定要注意各药用量的比例，厚、姜、半用量大而参、草用量相对较小。凡此完全遵循《伤寒论》"随证治之"原则。

若疾病出现阴证机转，湿甚伤阳，以致脾气虚寒，而成为肝热脾寒证者，转方用《伤寒论》柴胡姜桂汤。方用柴胡、黄芩疏肝理气，清泄肝热，用桂枝、干姜、炙甘草温中散寒，用牡蛎、瓜蒌根散肝脏邪结。脾气虚者可再加党参，有水饮者可另加茯苓。

若以肝区疼痛为主诉，或肝炎病痊愈后唯见肝区疼痛者（此可谓之"肝炎后遗症"），予"柴胡止痛汤"，此方亦为师父自制。其方组成：柴胡、延胡索、川楝、当归、白芍、刘寄奴、土鳖虫、茜草、皂角刺、片姜黄、海螵蛸、枳壳、紫菀。此方在养血活血、化瘀通络的同时，注意调畅气机，这是考虑到气血运行相互促进的关系，气行则血行，血行则痛止。如果胁下拘急疼痛，食少乏力，脉弦而缓，用柴胡剂无明显疗效，多为土衰木乘，治之宜用小建中汤扶脾培土而伐肝、缓肝。待其痛止之后，如果病情需要，再用疏肝之剂。按照师父的经验，慢性迁延性肝炎，右胁放射性疼痛，上达肩胛，下至腰部，或见右臂与手指麻木，下午腹胀，脉弦而缓者，用本方有效。

若阴虚血热转甚，症见五心烦热，衄血，或遗精，舌红绛，脉细数者，用师父自制"柴胡鳖甲汤"。其方用鳖甲、牡蛎、玉竹、生地黄、麦门冬、沙参、白芍滋阴养血柔肝，用土鳖虫、茜草活血通络，配合鳖甲、牡蛎软坚；少用柴胡疏肝理气，并引诸药入于肝。有湿热者，加用茵陈清利湿热。

按照师父的经验，病毒性肝炎要慎用补法，尤其在疾病初期更是如此。此病湿热夹毒，邪气较甚，气滞血郁，往往因其湿重和气滞而见有身倦疲乏、不耐劳作等症状，看起来好似气虚，断不可早用补气。而由于热及血分，血郁血热，往往有五心烦热，看起来好似阴虚，断不可早用滋阴。只是到了疾病的中后期，正虚突出，始可补虚。不过即使到了可以补虚扶正的阶段，也不可单纯用补法，还是要兼顾其病邪实的一面，不忘祛邪。

在饮食护理方面也要严加注意。其中较重要的有 3 条：其一要注意饮食清淡，忌食荤腥油腻。不少患者错误地以为得病以后要加强营养，大量进食高蛋白食物，或囿于肝炎需要高蛋白以利于肝细胞修复的理论，便大量摄取高蛋白食物，殊不知结果会适得其反。临床因此种原因而致肝病加重或病情反复的比比皆是。其二要注意适当休息，不可使脑力及体力过度疲劳。其三要节制房事，切忌耗伤气精。肝脏本已病困，复耗肾之阴精，虚其母，此正所以薄其恢复之望。

（二）治疗肝硬化的经验

肝硬化是当今临床上的常见病，是一种由不同原因引起的慢性进行性弥漫性肝病；目前临床所见多为肝炎后肝硬化。此病临床早期可无症状，后期出现肝功能减退、门静脉高压和多系统受累等多种表现。此病在古代主要称为"单腹胀""鼓胀"。师父认为，此病与一般水肿不同，它主要由不同原因影响肝脏疏泄，进而引起肝脏血络瘀阻，三焦水液运行障碍所致。

此病之水液停积于腹中，或兼散于体表，这虽然与肺、脾、肾三个水液代谢的主要器官不无联系，但其基本病变在肝，而不同于一般的水肿，故不可作一般水肿论治。古人将此病归纳为"四大难治症"之一，而并不说水肿是四大难治症之一，这就从某种程度上说明了这个事实。总之，此病若在早期，治疗正确，每能痊愈。若到晚期，病变趋于更加复杂，气血俱病，虚实互见，寒热错杂，治之十分困难。

按照师父的经验，肝硬化在早期阶段，其治疗一方面要祛除病因，一方面要调畅肝气，活血通络，与前述慢性肝炎的治疗原则相同，可以用柴胡活络汤为基本方，随证化裁使用。这是因为早期肝硬化与慢性病毒性肝炎在病理改变上是交叉的，病机接近于一致，所以治疗就基本相同。若肝功能损害明显，转氨酶增高，仍用柴胡解毒汤。若出现蛋白质代谢异常，尤其是清蛋白降低，则重用土鳖虫、茜草。

如果出现阴证机转，见大便溏薄、腹中隐痛、面黄脉软，则用柴胡姜桂汤疏肝和络，温中散寒。临床观察结果提示，慢性病毒性肝炎出现慢性腹泻是疾病有转变为肝硬化趋势的反映，这时的便溏多由肠道瘀血、脾虚不运导致。早期肝硬化见慢性腹泻表明疾病有进一步发展，有出现腹水的可能，要引起警惕。这样一个症状看似无关紧要，容易被医生忽略。肝硬化中、晚期，由于出现腹水鼓胀，其治疗不仅要调畅肝气，活血通络，以及针对病因的清热解毒，同时还要考虑疏通三焦，通利水道，治疗腹水，标本同治。这时在辨证上"谨察虚实"是十分重要的，要认真辨析虚实。

形寒肢冷为虚，气怯疲软为虚，大便稀溏为虚，脉沉细弱为虚。烦躁易怒为实，大便燥坚为实，面红目赤为实，脉弦滑大为实。按照师父的经验，审察正气之虚实，固然要全面地平脉辨证，但辨大便是其中的关键一环。大便秘结者，即使形气不足，邪气实也是主要的症结，可任攻邪。而大便溏稀者，即使舌红苔黄，脉实大浮滑有力，正气虚也就成为矛盾的主要方面，治疗时不可不顾护其正气。此时的"虚"主要是脾气虚寒，需要温中益气。医生不可因其舌红脉实，而不敢运用温补。就临床所见，失代偿性肝硬化见大便溏者十有六七。这种现象从一个方面说明正气虚是肝硬化病变过程中的一个不容忽视的问题，医生在治疗时要注意固护正气，或扶助正气。在活络利水的同时扶助正气，攻补兼施，这虽然不能见显效于眼前，但可以留人治病，赢得时间，而最终可望获得较好的治疗效果。

如果一味峻攻猛逐，虽可以见立竿之效，而亦必见旋踵之害，不可不慎。师父说，古人对这一问题给予了足够的重视，如朱丹溪在《格致余论·臌胀论》中说："医者不察病起于虚，急于作效，炫能希赏。病者苦于胀急，喜行利药，以求一时之快。不知宽得一日半日，其肿愈甚。病邪甚矣，真气伤矣，去死不远。""此病之起，或三五年，或十余年，根深矣，势笃矣，欲求速效，自求祸耳。知王道者，能治此病也。"

中晚期肝硬化腹水患者的正气虚损主要表现为肝、脾、肾虚弱。其以脾气不足为主者，可选用实脾饮、寒胀中满分消汤。如果偏于热，亦可用热胀中满分消汤。必要时，此类方剂中的"参"要用红人参；若党参则嫌其力弱。如果兼见肾阳虚寒，成为阴水，症见大便薄，畏寒气怯，四肢不温，脉沉而软，小便不利，面色黧黑，心悸头眩，可用真武汤温阳利水。如果肾气不足，气化不行，可用济生肾气丸。正气大虚者，可暂时以扶正为主，保元汤可以选用。水邪较甚，腹满胀急者，亦不妨暂时用西药如螺内酯等利尿药作"冲击治疗"，是为急者标治。

中期肝硬化腹水不盛而腹胀较突出者，可用经方厚朴生姜半夏甘草人参汤治疗。此方药简力专，见效颇快。师父说不要以为此方无利水之品而不能治腹水，不要以为此方方小而不能治此大病。他治北京一位姓阴的女性患者，3年前确诊为肝硬化，就诊时主诉腹胀，尿少，疲倦乏力，纳差，大便干湿不调，形瘦，面赤，舌红，脉软。超声检查提示有少量腹水存在。投厚姜半甘参汤7剂，腹胀十减七八。当然，此方的主要作用是理气除满，对肝硬化之根本病变的治疗作用尚嫌不足。中早期肝硬化有表现为三焦火盛者，患者烦躁易怒，失眠多梦，口渴咽干，面红目赤，腹胀便结，尿黄短涩，甚或牙龈出血，脉弦滑大，舌红苔黄。此时即使有腹水存在，也要用苦寒直折其热，投黄连解毒汤有效，能够扭转病势。

还有一种情况，腹水而兼有肝肾阴虚、血分有热的病机。由于这种病机是与腹水并存的，利水则进一步伤其阴血，滋阴则助长水湿。一般人被障于腹水之一叶，不敢使用养阴方法，而往往也不会使用滋阴利水法。师父自创的"柴胡鳖甲汤"对此证正为适用。此方重在养阴，兼以祛瘀通络，并不刻意治水；但不少患者在服药一段时间后，不唯阴虚血热的症状明显改善，而且腹水也得到明显减轻甚至消失。北京一所大学的青年教师于某，患慢性病毒性肝炎多年，后演变为肝硬化，腹胀尿少，五心烦热，口渴纳差，消瘦疲乏，舌红脉数。超声检查提示有少量腹水存在。师父处柴胡鳖甲汤，服药后逐日好转，2个月后临床恢复。

又有一种情况，腹水病程较长，虚实夹杂，虚多实少，病者胀急，不宜缓补；实际上用补药也不会迅速取得明显疗效。但又不可峻攻，否则正气不支。师父在长期的临床实践中，创制了"白玉汤"，用于此种情况，效果较好。其方剂组成：茯苓、玉米须、白茅根、抽葫芦、冬瓜皮、大腹皮、益母草、车前草、土鳖虫、茜草、川楝子、延胡索、紫菀、枳壳。此方通调气机，理血活络，上利肺气以行治节，下开水府而畅三焦；虽有去水之力，然无伤正之弊，施之于用补不应者，每获良效。

（三）治疗心脏病的经验

心为君主之官，主血脉，为阳中之太阳，心脏之阳为君火。心脏其所以能不息地搏动，从生到死，无有歇时，主要依赖阳气的运动。心脏主血脉与主神明的功能也依赖于阳气。心脏以阳气为用，故心脏病亦恒多阳气之病，或阳气太过，或阳气不足。然就临床观察所见，在西医学所称的心脏病中，其证属心阳虚者多而属心火旺者少。如果心阳虚衰，坐镇无权，不能降伏下阴，下焦水寒之气即可能乘虚上冲心胸。尤其是在脾肾阳气同时虚弱的情况下，下焦水寒之气上冲更成为一种必然的趋势。所以心脏病又多见水气上冲之证。其治疗宜温养心脏之阳以治其本，而降逆下气、利水消阴以治其标。经方苓桂术甘汤是基本方。无论哪种心脏病，只要其临床表现符合水气上冲的特征，就可以也应当使用这一治法。

胸中为阳位，清虚之地，水寒为阴邪，故阴邪闭阻，虚阳被遏，在这种情况下，表现为以邪实为主的痰饮痹阻证，而心阳虚弱的症状反不突出。对这种证的治疗要以祛邪为主，消阴邪，通阳气，而后乃扶正固本。

单纯的心火亢盛证主要见于高血压性心脏病或"高冠心"。心火亢盛与心肾阴虚合并的病证以及心肾阴虚证，从理论上讲，都是继发形成的。这类病证在临床上并不少见。对单纯心火亢盛证的治疗宜用苦寒直泻心火，后两种情况则苦寒清降与甘寒或咸寒养阴合用，或者纯用咸寒养阴，并佐用重镇潜阳之品。

要注意的是，无论阴虚还是阳虚，由于阴阳互根的道理，到后来都可能出现阴阳两虚的病变，宜阴阳两补。张仲景炙甘草汤就体现了这种治法，它是治疗心脏病阴阳两虚的代表方。

至于心脏病中的瘀血问题，它往往是继发的。师父认为，心脏病确有夹血瘀为病者，但是瘀血既非心脏病的共性，也非疾病之本。在绝大多数情况下，瘀血阻络是继发于心阳虚衰和水气上冲之后的病变。所以活血化瘀不是治疗心脏病的根本法则。师父治疗心脏病较少单纯使用活血化瘀之法。即使有明确的血瘀表现，他也只是在主方的基础上加入少许活血之品，其指导思想即在于此。

按照师父的经验，心脏病可以按如下类型分而治之：

1. 心火亢盛：临床特征为心烦，急躁易怒，胸闷，头晕，头胀，头痛，尿黄，便燥，舌红苔黄，脉滑或大；其人多形盛气实，或颜面为脂溢性皮肤。这种类型多见于高血压性心脏病或"高冠心"，参考辨证指标为高血压、高血脂。治疗宜用苦寒直泻心火，可用三黄泻心汤或黄连解毒汤化裁。

2. 心火亢盛、心肾阴虚：此型的临床特征为心烦，心悸，口渴，舌红，脉细数。治疗用黄连阿胶汤泻心火、滋肾阴。此方用黄连、黄芩，得三黄泻心汤之半。然阴气已虚，故有阿胶、芍药滋养心肾之阴血。

3. 心肾阴虚、亢阳化风：此型的临床特征为心悸动不安，身体振振然动摇，头晕，眠差，虚羸少气，动则喘喝，脉细弦或结代，舌红少苔。治疗宜用三甲复脉汤滋养心肾之阴，镇潜息风安神。

4. 心阳不振：其主要辨证指标为胸闷或心慌，欲得按之，舌淡苔白，脉促或脉细。治之宜温养心阳，用桂枝甘草汤或桂枝去芍药汤，此二方看似简单，药力薄弱，其实如果辨证准确，患者服汤后往往能心悸定，胸闷止，有云开雾散之感。如果心阳虚弱较重，症见脉微恶寒，四肢不温，亦应遵循张仲景方法，用桂枝去芍药加附子汤温心肾之阳而散寒。《伤寒论》桂枝甘草剂，如桂枝甘草龙骨牡蛎汤、小建中汤等，皆可依据仲景辨证论治方法选用。

5. 心阳不振、痰饮凝阻：临床特征为胸闷或痛，彻背连肩，舌苔白腻，脉滑。治之宜先祛邪后温阳，用瓜蒌薤白白酒汤。如果兼有失眠，用瓜蒌薤白半夏汤通心胸之阳而化痰安神。如果兼见胁下气逆、上冲于胸，用枳实薤白桂枝汤通阳降逆。师父在治疗此型病证时，也会用《金匮要略》茯苓杏仁甘草汤。

6. 心阳虚弱、水气上冲：这种病证在临床最为多见，师父称之为"水气上冲性心脏病"，简称"水心病"。按照他的经验，水气上冲的特征可归纳为如下几点：

水舌：舌质淡嫩，舌苔水滑。这是由于阳气虚弱，水饮从下而上，在舌象上的反映。

水色：即面色黧黑或面见"水斑"。所谓水斑，即见于额部或面颊、目下、颧部、下颌部位的褐色斑点，其色黯滞。水之色黑，水邪为患，故面色黧黑。水寒久客，而心不华面，营卫凝涩，故面生水斑。这种表现在临床上往往会被认为是瘀血所致，一般多用活血化瘀之法治疗。但师父认为此是阳虚水气上冲的确切特征，用温阳化饮方法治疗，效果甚佳。

水脉：脉沉弦。脉沉主水，弦主饮，两种脉象皆属阴脉，反映水寒为病。

水症：水气凌心则悸，阻闭心胸之阳则胸闷，短气，喘息。水为阴邪，阳虚为阴病，夜晚属阴而阳气渐退，故胸闷等现象有夜间加重的倾向。此外，若水气上冲于头则头晕目眩，咽噎耳鸣，脸面浮肿。

水气上冲性心脏病的基本治疗方法是温心阳，化水气，降逆气。其基本方剂是《伤寒论》苓桂术甘汤。无论何种心脏病，只要具备上述水气上冲特征，就可以使用本方，并根据具体病情进行加减。如若头晕较甚，舌胖大者，是为水湿阻碍清阳，则加泽泻，取法于《金匮要略》泽泻汤。若胸闷脘痞，呕恶，苔腻，此属痰湿内阻，加半夏、橘红，则二陈汤已寓其中。若肝气激扬，气冲作噯，头晕目胀，可加白芥子、夏枯草疏肝下气。若血压偏高，头目胀痛，此为肝阳引血上逆，加夏枯草、益母草、龙胆草以降气血之逆。此三草为师父自制的"三草降压汤"，师父临床喜用此汤治疗高血压之具有肝火特征者。

若胸闷较重，舌苔白润，此为寒凝突出，加重桂枝，甚者加附子以温通阳气。如果心前区疼痛控背，手臂麻木，舌有瘀斑，是为夹有瘀血，则加红花、茜草以活血化瘀，此为师父自制"苓桂茜红汤"。亦可加丹参、郁金，以加重活血化瘀力量。若心悸明显，胸闷短气，入夜尤甚，则加炮附子、人参。烦躁者，加龙骨、牡蛎重镇安神。冲气突出者，亦须加重桂枝降逆平冲。少气明显者，加用党参或太子参，重者可加人参。

如果同时见有血瘀征象，则再加入沙参、丹参，这便成为师父自制"苓桂三参汤"；此方对于水气上冲性心脏病合并有明显气虚血瘀病机者，效果甚佳。如果脉结代，属于中气虚陷者，则加参、芪益气升提。合并气阴两虚者，则苓桂术甘汤与生脉散合方。如果舌淡白如纸，下肢浮肿而小便不利，则以苓桂术甘汤与真武汤合用，或二方交替使用，同时宜再加用党参益气。

如果小便不利比较突出，则方中甘草一味必须减量或者去而不用，并再加猪苓、泽泻，是取五苓散法。由于有党参的存在，能够益气，化气行水，是用春泽煎法。本来属于阳气不振而水气上冲的阴性病证，然亦有水蓄久久而化热者，这时舌苔转为黄厚腻，舌质微红，口反渴，纯用温药于病不妥，则用桂苓甘露饮。桂苓甘露饮为五苓散加生石膏、寒水石、滑石。脉迟者为阳虚寒凝，参、附在所必用。如果寒凝无汗，可以将苓桂术甘汤与麻黄附子细辛汤合为一方。如果脉数而无力，多为阳虚阴逼、心阳虚浮所致，亦需使用人参、附子益气温阳，更用五味子收敛，用龙骨和牡蛎潜镇。

7.心阳虚弱、水气泛滥：心悸，头眩，小便不利，身体浮肿或沉重，疼痛，或大便不实，手足不温，恶寒，舌淡苔白，脉沉，治之宜用真武汤温心肾之阳而利水。

8.心脏阴阳两虚：其临床特征是心动悸，即心悸并伴有明显的身体同节律的振动感，脉结代，治之用炙甘草汤。炙甘草汤与复脉汤相比，多桂枝与生姜二味辛温通阳之品。从源流上讲，复脉汤是炙甘草汤去辛温之姜、桂而成。临床观察到，姜、桂不仅有温阳通脉的作用，而且还可以预防或减轻麦冬、地黄诸阴寒凝敛之品对脾胃可能的副作用。如有患者在服复脉汤以后，脾胃之气受到抑制，出现纳呆、脘痞症状，当加入姜、桂以后，这类症状即可消失。后世温病学家有时对温热性质的药物畏若蛇蝎，如用小青龙汤要去麻、辛，用炙甘草汤要去姜、桂，拘泥不化，未免太偏。此是有感而发，尚望同道留意焉。

以上为心脏病在临床上的几种主要的和常见的证型。此外还有几种情况也值得提出，如少阳为开、厥阴为阖，肝胆的疏利有助于心阳的运布，有助于心脉的通畅；若肝胆失于疏利，则有可能影响于心，使心阳内郁，心脉迟涩。治之宜用小柴胡汤疏利肝胆。如果同时见有项背强痛，肩臂疼痛或麻木者，表明病涉太阳，当以小柴胡汤合桂枝汤两解太、少。如果以气机郁结为主，以致心烦易怒而又手足不温者，应当用四逆散疏而泻之。又有肝郁而脾虚者，肝郁使心脏之血气不畅，脾虚使心脏之血脉不充，因而可能导致心脏病变，治之宜用逍遥散疏肝健脾；兼有郁热者，用丹栀逍遥散治疗。又有阳明胃热可能上熏于心，症见虚羸少气，心悸不宁，口渴，面垢，脉大而芤，舌红苔黄，治之宜用竹叶石膏汤。

（四）治疗眩晕的经验

眩指目眩，即眼前发黑。晕指头晕，即感觉自身飘忽不稳、周围物体运转不定，所以在有些古代医书中，"晕"又作"运"，"眩"又作"旋"，其义相同。眩晕是临床上很常见的一种病症。

眩晕要与头昏相鉴别，头昏在书本上也称"昏冒"，指患者感觉头目昏糊不清，如压如裹，如醉如迷。金人成无己在《伤寒明理论》中所谓"昏迷"者，指的就是这种情况。他说："运为运转之运，世谓之头旋者是也。冒为蒙冒之冒，世谓之昏迷者是也。"

古人对眩晕病因病机的认识大要以虚实分之。其属实者无非风、痰、火，其属虚者多为阴阳气血不足。古人所谓"无痰不作眩""无风不作眩"和"无虚不作眩"的说法正是这种认识的反映。根据临床观察，眩晕的中心病位在于脑。头为清空之地，脑为元神之府。清空之地决不能容邪，如果邪气扰之则可能作眩。元神之府需要阴阳气血营养，所以阴阳气血不足亦可能导致眩晕。在实证眩晕之中，由风、火、痰所致者最多。这是因为头为至高之地，唯风与火能抵达；而痰既能生风，又能随风而升。故息风、清火、化痰是实证眩晕的三大治法。

在虚证中，由气虚、血少、阴亏和阳弱所致者皆较常见。

需要注意的是，临床上常见有虚实夹杂的病证，其中因虚而生风者与阳虚而夹饮者较多。因而在治疗上，补虚与息风、温阳与化饮往往同时并用。

师父受张仲景学说的影响较大，故他特别注意少阳风火上旋以及阳虚水饮上逆在眩晕发病中的重要性。证之临床，这两种类型的眩晕也确实占相当大的比例。少阳属东方风木，内藏相火，喜条达而恶抑郁。若少阳郁勃，相火内发，则少阳风火上旋，干扰清空，导致眩晕。《伤寒论》第263条提出："少阳之为病，口苦，咽干，目眩也。"其中目眩一症就是对这种病变规律的把握，说明少阳抑郁致眩的某种必然性。至于阳虚不化，寒饮上干头目而致眩，其病变机制是十分明了的。

师父在临床上对眩晕一症主要分为如下几种类型进行辨证论治：

1.风证眩晕：少阳胆与厥阴肝互为表里，应东方风木。风木之气善动，动则为眩为晕。故肝胆病有产生眩晕的倾向，这种眩晕可以称之为"风证眩晕"。少阳之眩晕的临床表现特征一般符合《伤寒论》所总结的"柴胡八症"，即口苦、咽干、目眩、往来寒热、胸胁苦满、默默不欲饮食、心烦喜呕、脉弦。不过在杂病临床上，往来寒热一症常常不见。对此类型病证特征的认识，还要遵循《伤寒论》第101条所言"伤寒、中风，有柴胡证，但见一证便是，不必悉具"的看法，不要拘泥于八症必备。治之宜用小柴胡汤疏泄少阳，清泻相火。少阳气畅则相火温煦，相火温煦则风不上旋，而眩晕止。若相火内郁则热气过甚，可能导致腑气不通，形成结实，出现舌红苔黄，大便干秘，此时宜用大柴胡汤疏泄少阳，兼通腑泻热。

厥阴肝风眩晕每由肝血不足或肝火上炎引起；肝气郁结也是导致肝风眩晕的常见原因。肝火化风作晕者用羚角钩藤汤，肝脏阴血不足作眩者用镇肝熄风汤，肝气郁结作眩者用逍遥散或丹栀逍遥散。师父在治疗阴血不足而肝气偏盛的眩晕每每重用归、芍，尤其是重用白芍，以此二物能养阴血而敛肝气。师父追忆说，早年他治一眩晕病例，知其肝血不足而肝阳不潜，用药似无不妥，却屡治罔效。后患者易医治之得愈。觅得其方视之，所处方药基本相同，唯其方用"魁白芍"一两，自斯始知收敛和平抑肝气一定要重用芍药。

2. 火证眩晕：火性上炎，火能生风，风火上干清空则眩晕作矣。此种眩晕必见一派火热之象，如心烦口渴、便秘尿黄、头昏或胀痛，舌红苔黄、脉洪大或滑数。此证往往可能突然跌倒、牙关紧闭，或舌謇语强等。治之宜用黄连解毒汤清热降火，火甚者可再加龙胆草以加强泻火之力。如果大便燥结，可在黄连解毒汤的基础上再加大黄一味，是为栀子金花汤。如此火清则阳潜，阳潜则风自息，而眩晕自止。然火甚者多见阴伤，清热降火用苦寒，滋阴息风用甘寒，所以在火甚伴阴伤的情况下，一方面要用芩、连、山栀清热泻火，一方面要用生地黄、白芍、玉竹、牡丹皮养阴制热，另外羚羊角、石决明、钩藤等凉肝息风之品亦应斟酌加入。

3. 痰饮眩晕：痰饮眩晕是眩晕的一大类型，临床上所见到的病证又可以分为水饮眩晕和痰证眩晕二类。若水蓄下焦，气化不行，水气上冲头目而见眩晕者，其特征有小便不利、小腹满、口渴喜饮者，治之用五苓散化气行水。《金匮要略》记载五苓散可治"巅疾"，"巅"指头目，故颠疾包括眩晕在内。若水饮停于中焦，上冲头目而致眩晕者，其特征有心下逆满、气上冲胸、胸闷短气，治之用苓桂术甘汤温心脾之阳而消饮。

如果水饮在上，局灶性地阻碍头目，以致于"其人苦冒眩"而无他症者，则用《金匮要略》泽泻汤直捣其穴。五苓散中包含有泽泻汤；师父在应用苓桂术甘汤时，若见苔白而厚、舌体硕大，每于方中加入泽泻一味，亦是用泽泻汤之意。若阳虚较甚而病及命火者，其眩晕常伴跗肿、小便不利、心悸、四肢逆冷或四肢沉重疼痛，或下利，甚至身体振振然动摇，欲擗于地，此时宜用真武汤温阳利水。其术、附并用，包含有《近效》术附汤之义。若脾虚不运、化生痰饮，阻碍头目，致令清阳不升而作眩晕者，则用东垣半夏白术天麻汤。

4. 虚证眩晕：临床上常见气虚眩晕、阴血虚眩晕和阳虚眩晕。阳虚眩晕多由水饮作祟，即真武汤所主之眩晕，已如上述。单纯血虚眩晕见面色萎黄、舌淡脉细，用四物汤加荆芥穗治之。中气虚陷所致眩晕宜用补中益气汤。气血两亏眩晕用八珍汤双补气血。若中气虚而兼有痰饮者，则用东垣半夏白术天麻汤，已如前述。

（五）治疗失眠的经验

失眠是以病理性的、非人为因素的睡眠不足为主要临床表现的一种病证。就临床所见，失眠可表现为入睡困难，或觉醒过早、醒而不复入睡，或长时间处于或昏或清、欲睡未睡的状态，甚者通宵达旦、彻夜不眠。失眠古称"不得眠""不寐""不得卧""不得卧寐"等。由于睡眠不足，患者常有相应的伴随症状，如憔悴、委顿、焦虑、头痛、头目昏沉、神明不精、记忆力减退等。目前人类生活节奏紧张，社会及家庭压力较大，诸如此类，使失眠发病率不断升高。西药镇静催眠药虽然起效快，作用可靠，但容易引起耐受性、习惯性和成瘾，而且往往有不少副作用甚至毒性。

人类正常的睡眠由心神所主，神出则寤、入则寐。心血充足，血脉通畅，阴阳平和，则睡眠正常。不过心主睡眠的生理过程不是孤立的，它与其他脏腑功能有密切联系，其中尤以与肝、脾、肾、胃的关系最为密切。因为肝藏血、血舍魂，人卧则血归于肝而魂归其舍，睡眠得安。脾主运化，生化气血，为心主神明物质基础的来源。心肾同为少阴，心为君火，肾为真水，心火下达，肾水上潮，心肾相交，共同维持人体的阴阳和谐。胃居于心下，胃气一有不和即可能影响心神，所以胃气的平和也是神静眠安的一方面条件。

失眠的基本病机是心神出而不入、动而不静。心主藏神的物质基础不足则心神不安，出入失常。如气血阴阳不足则心神虽能入其室但不能得到养护与敛藏，则不能安静，可能失眠；此为虚证失眠。若邪气扰神，或阻碍心神入归之道，则心神游弋于外而不能入归其宅，同样可能导致失眠，此为实证失眠。

就临床所见，火为失眠的最常见原因；这是因为睡眠本是动转静、阳转阴、开转阖的过程，需要收敛，需要平静，是为阴气用事。而火为躁动、为开散，所以体内有火最易导致失眠。实火可以导致失眠，虚火同样可以导致失眠。火证失眠的一个重要特征是心烦，是火证多见心烦，见心烦多为火证，这是规律。失眠的另一个主要原因是血虚，这是因为心主血，肝藏血，血属阴，为神魂静居之地。所以清火与养血是治疗失眠的二大方法。实火可泻，虚火宜补，或兼清泻。但在具体使用时要分清脏腑病位：火有但在于心者，有在肝胆或在胸膈而及于心者，治之要有针对性。血虚亦有心血虚、肝血虚或心脾两虚的不同，治之各异。此外，临床病证是复杂的，虚中有实，实中有虚，纯实纯虚者仅十之一二，医生对此又不可不知。

应该注意的是，除了火热以外，痰邪也是实证失眠的主要致病因素之一。根据《内经》的理论，痰邪可能阻碍腠理，阻碍卫气出入，由此引起失眠。故治痰也是失眠的常用治法。又心为君火，以阳气用事，如果阳虚有寒，心脏主神的功能也不能正常发挥，也可能导致失眠；此属阴证失眠，治之当温养心阳，心阳充盛则神安寐安。

师父在临床对失眠一症主要按如下几种类型辨证论治：

1. 心火亢盛：症见失眠，心中烦，脉滑，舌红苔黄，或急躁易怒。火热上攻则头痛头晕，甚或热盛动风而见振掉、麻木、偏瘫、大便干燥、小便短黄等。治之宜清泻心火，苦寒直折，用黄连解毒汤。兼大便不通者用栀子金花汤，即于黄连解毒方中再加大黄通腑泻热。兼血压高者，于黄连解毒方中合用三草降压汤。三草者，龙胆草、夏枯草、益母草是也。兼见阴血不足者，转方用朱砂安神丸。方中用黄连、朱砂清泻心火，重镇安神；用当归、生地黄养血制火，用甘草缓火之急。朱砂临睡冲服，多可获覆杯而卧之效。然朱砂含有汞毒，不可多服，更不可久服。

2. 胸膈郁热：此证以失眠伴见心胸烦闷为特征，由无形邪热郁于胸膈、扰乱心神所致。《伤寒论》所谓"虚烦不得眠"是也，多见舌红，苔薄黄或黄腻，脉数。治之用栀子豉汤清宣郁热；栀子苦寒清心火而除胸膈间邪热，佐以豆豉宣而散之。辨此证重在抓住心胸中烦闷不宁、舌红苔黄为主症。栀子豉汤在临床较少单独使用，多与其他方剂联合运用，或仅于他方中加入栀子一味清热宁心，除烦安神。

3. 阴虚水热互结：热扰心神故失眠，伴见心烦。此外由于水热结于下焦，故尚有口渴、小便不利，舌红苔少，脉数。治之用猪苓汤。方用猪苓、茯苓、泽泻、滑石，利水清热，导心火于下，由小便而出。阿胶育阴养血敛火。火清阴充，故神得安居静翕，睡眠恢复正常。

4. 心火亢盛、肾水不足：症见不得卧寐而心中烦，口干口渴，舌红绛，苔黄，脉数或脉洪大。此由肾水亏于下、心火亢于上所致。阴亏火旺，故心神不安，不得卧。治之用黄连阿胶汤泻南补北，清火滋阴。水壮则火熄，心静则神藏，故睡眠得安。

5. 痰火扰心：症见失眠，胸闷，惊悸不安，脉滑，舌红，苔黄腻，此由痰饮阻碍卫气入归之道，火扰心神所致，治之宜温胆汤化痰通卫，清热安神。使痰饮去除，则阳能入阴，神能归宅；此合《内经》半夏秫米汤意。热气甚者加黄连，或再加黄芩，是为黄连温胆汤或芩连温胆汤。如果兼有血虚，则用十味温胆汤治之。

6. 血虚失眠：此种类型失眠主要与心、肝、脾三脏有关。以肝血不足为主者用酸枣仁汤，肝血足则魂归于肝而夜寐得安；如果心脾不足，气血两亏，症见失眠，心悸，少气，疲乏，面色不华，舌淡苔白，脉细弱无力，则用归脾汤补益心脾。如果心血虚，用天王补心丹。

7. 肝郁脾虚：脾虚则气血生化之源不足，血少则不能养神；肝郁则气机不畅而内生郁火，火生则上扰于心，由此可以导致失眠，症见失眠、烦躁、胸闷、头晕、脉弦细。此证多见于女性患者。治之宜用丹栀逍遥散调畅肝气，补益脾土，兼以清热。

8. 心阳不足：此型失眠在临床上比较少见，系由心阳亏虚，神明不安所致。张景岳所谓阴寒大制元阳，"阳为阴抑，则神索不安，是以不寐"，正说明了这一机制。戴元礼也提到"阳衰不寐"。其证见失眠、惊悸不安、胸闷、脉细、舌质淡、苔白等。治之可用桂枝去芍药加蜀漆牡蛎龙骨救逆汤。方中桂枝甘草温养心阳，龙骨、牡蛎重镇安神，潜纳阳气，蜀漆（即常山）祛痰，使卫气通畅，神能入归其宅。

师父指出，治疗失眠要注意标本结合的原则，"必伏其所主"，认清根本原因，从本治疗，但治其所起之因，则能让患者熟睡。从本治疗的近期效果不错，远期效果亦佳。不过要注意在治本的同时，也要兼治其标，也就是斟酌使用镇静催眠药物。师父在临床上较多使用炒酸枣仁、夜交藤、合欢皮、合欢花、龙骨、牡蛎、珍珠粉、珍珠母等，有时也用石菖蒲、朱砂。个人体会到，这类药物能够直接作用于心神，引心神入归其宅。这种标本结合的方法能够收到更好的疗效。

此外，就临床所见，失眠有时只是某种疾病的一个症状。在这种情况下，医生要治疗主要的疾病，而不必治疗失眠。待到主要疾病痊愈时，失眠也多会随之消失。例如身患痛证，或瘙痒，患者往往会因为疼痛或瘙痒而睡眠不安，这时只要治其痛痒即可。

（六）治疗咳嗽的经验

咳嗽是临床上较常见的一种病证，是肺系病变的反应。无论何种病因，只要它侵入了肺系或影响了肺气，皆可能导致咳嗽。咳嗽反映肺气的上逆，也可以说是肺气不降。但从病理生理的角度来讲，咳嗽更是肺气在病因的影响之下的宣发反应。一般人都认为肺气宣发是单纯的生理现象，是宣发五谷味，宣发卫气，使之熏肤、充身、泽毛；其实肺气亦能宣发进入肺系的邪气。在论述咳嗽发生的机制时，人们之所以但言肺气不降，而不言肺气宣发，这或许是为了将病理反应与生理现象区别开来。

邪气影响于肺，导致肺气不降，既可以引起咳嗽，又可以引起哮喘，其间的病理区别是什么？这个问题古人一般也未予阐明。其间的主要区别在于：咳嗽是肺气能够宣发，或者说能够"上逆"，肺气是宣畅的，故咳。如果肺气不畅，壅塞于胸中，欲宣发而不能，欲肃降而不得，这样就会导致喘的发生。这种病理生理的不同决定了咳嗽与喘在治疗方法上的差异：治咳要顺应肺气的宣发，用药物宣散邪气，而不能逆其病势，一味地降逆止咳。若一味降逆止咳，那就可能闭门留寇，遗人疾患。而治喘则要亦宣亦降，调畅肺气，从而使肺气正常宣发和肃降，如此则喘得以平。

治咳嗽要注意顺应肺脏的宣发之性，这一点是十分重要的。不过，治咳嗽更重要的原则是要消除引起咳嗽的病因。治病必求于本，本就是引起咳嗽的病因。寒者温而散之，热者辛凉宣散，温者芳化之，燥者润散之，各制其宜。

人体正气虚弱本不会导致咳嗽；其所以咳嗽者，仍为有邪。唯其有邪，故咳。唯其正气不足，宣发无力，故显示虚咳的特征，迁延不愈。此为虚实夹杂之证。从来咳嗽无单纯的补益之法，治虚咳也要于补益之中并用宣散，道理正在于此。如加味救肺饮、参苏饮、清燥救肺汤等方剂皆是这一原则的体现。

师父对咳嗽的辨析十分精细。按照他的经验，咳声表浅者，其病位浅。咳声深沉者，其病位深。干咳者，病位多在于上。痰咳，尤其痰量多者，病位多在于下。白昼咳多者，病位较浅。夜间咳多尤其是夜半咳多者，其病位较深。病位在上者，要注重用辛味发表药物发散，病位在下者要注重透散、化痰、理气。

师父在临床上常按如下几种证型辨治咳嗽：

1. 寒伤于肺：病起于外寒入侵肺系。其临床特征为：一般的外感寒热、无汗、鼻塞、流清涕等症状较常见，也可能并不见此类症状，也就是说或有表寒证，或无表寒证。重点在于咳嗽，或兼喘息，痰呈白色，多为清稀痰液，口不渴，苔白，脉浮弦或浮紧。治之宜用杏苏散。如果兼有寒饮停于肺中，或停于心下者，治之用小青龙汤，可酌情加入杏仁、茯苓、射干等药。若寒饮郁久化热，兼见烦躁，或口渴，脉滑，舌红，苔水滑者，用张仲景小青龙加石膏汤法治之。

2. 热伤于肺：风热犯肺而咳者，多见口干咽痛，咳痰不爽，舌苔薄黄，脉浮而数，或见发热、汗出、头痛等表热症状。治之用麻杏石甘汤或桑菊饮加减。内热致咳者见干咳少痰，或痰中带血，烦躁口渴，尿赤便燥。其由木火刑金致咳者，患者急躁易怒，胸胁疼痛，脉寸口浮数或弦数，治之用泻白散加山栀子、黄芩、枇杷叶、浙贝母、全瓜蒌。咽痛者加射干，痰中带血者加白茅根。若痰多稠如米粥者，合《千金》苇茎汤。其属于肝火犯肺者，合黛蛤散治之。

3. 湿伤于肺：此种咳嗽临床所见较多，但人们对它的认识较少。古代也有医家论述湿邪致咳，如《内经》即有湿咳的记载，王纶《明医杂著》里有咳嗽"……湿热则泻之……"的论述。作为现代最为完备的中医内科临床著作，《实用内科学》里虽然列有痰湿咳嗽证型，但偏重于论痰，略于论湿邪咳嗽。湿邪咳嗽的特点是咳嗽痰多，胸闷不饥，或见泛恶，咽痛，或见午后发热，口不渴，面色淡黄，脉弦细而濡，舌苔白腻而厚。

其中舌苔非常重要。但见舌苔白腻而厚，无论病程新久，亦无论脉象如何，即可投以甘露消毒丹。如果湿重者，可以合三仁汤。关于甘露消毒丹，王孟英《温热经纬》讲到其使用指征："发热倦怠，胸闷腹胀，肢酸咽痛，斑疹身黄，颐肿口渴，溺赤便闭，吐泻疟痢，淋浊疮疡等证，但看病人舌苔淡白，或厚腻，或干黄者，是暑湿热疫之邪尚在气分，悉以此汤治之立效。并主水土不服诸病。"这一段论述足以说明舌象于此汤应用的重要性。师父用甘露消毒丹治疗湿热咳嗽的经验足补前人之未备。如果属于内伤久咳，症见痰多色白，胸闷纳差，倦怠疲乏者，可用二陈汤加减治之。

4.燥伤于肺：其临床表现特征为发热，微恶风寒，头痛，口渴，咽干，鼻燥，咳嗽少痰或干咳，尿少而黄，舌尖边红，苔薄白而干，脉浮数，右脉大。治之宜用桑杏汤。如果干咳无痰或少痰而燥，甚或痰中带血，喘息气急，胸胁疼痛，少气乏力，则用清燥救肺汤。

（七）治疗水肿的经验

水肿是人体水液代谢障碍，多余的水液潴留于体内，并以四肢、头面、腹背甚至全身皮肤浮肿为主要临床表现的一类病证。本病多见于西医所称急慢性肾炎、肾功能不全、充血性心力衰竭、肝功能不全、内分泌失调、过敏性皮肤等病。

人体水液的正常运行有赖于脏腑的气化，与肺气通调、脾气转输运布、肾气蒸腾和开阖、膀胱藏泻、三焦疏泄的关系最为密切。师父说，水为至阴，其本在肾；水化为气，其标在肺；水畏于土，其制在脾。心为君主之官；心火为君火，与肾中命火相通，能与命火相配合，镇伏下焦阴水。心主血脉；血脉流通有助于水液流通与代谢。故心脏在人体水液运行中亦起着十分重要的作用。临床上由心脏疾病引起的水肿比较常见，治心是治疗水肿的重要途径之一。总之，诸脏腑气化正常，则水液在人体升降浮沉，出入有常，不会出现水肿。若脏腑气化失常，则水液在人体潴留，外泛于肌肤，即形成水肿。

水肿病，如果邪气实而正不虚者，通常有三种治法，即发汗、利尿和通下，也就是《内经》所说的"开鬼门、洁净府""去菀陈莝"。如果正气虚弱，那就要遵循攻补兼施的原则，既补其正，且去其水。腰以下肿，当利小便；腰以上肿，当发其汗。这是因为腰以上部位的浮肿，常常是由于风寒湿邪侵犯肌表，闭郁肺气，水液停留而成，故治宜宣通肺气，开启毛窍，使在表的水邪以汗液的形式排出体外。腰以下肿有虚有实。虚者多因脾肾阳气不足，不能运布水液，不能化气行水，治之当补脾肾。实者多因三焦失于疏利，水液停留于下，治之当利小便，或通腑泻水。对水肿的治疗，必须使水有出路；水液的主要出路是尿路和汗孔，故发汗和利小便是治疗水肿的两大治法。

师父在临床上常按如下几种类型辨治水肿：

1.风水：此证由外感风邪所致。风邪袭表，肺气失宣，通调失职，故水气不行。皮肤为肺之合；水气外泛于皮肤，故见皮肤浮肿。风水的临床特征有：浮肿以身半以上为甚，汗出恶风，口不渴，身无大热，脉浮，舌苔白。其虚者，脉浮软而身重，恶风寒比较突出。治之用《金匮要略》防己黄芪汤疏风益卫，健脾利水。其实者，脉浮数有力，身体疼痛，舌红，或兼咳喘，治之用越婢汤或越婢加术汤疏风清热，宣肺利水。

2.皮水：皮水是由于脾虚不能运化水湿，水液停留，外泛于肌肤所致。因为病是起于内，而不是受邪于外，故一般不会有恶风、汗出、身体疼痛等症，此为皮水与风水的主要鉴别点。皮水的临床特征有：头面四肢浮肿，下肢水肿明显，按之凹陷，身体倦怠，少气乏力。身半以上浮肿明显或脉浮者，其病势偏向于表，仍用越婢加术汤。身半以下浮肿明显、脉沉缓者，病势偏向于里，可用防己茯苓汤（防己、黄芪、桂枝、茯苓、甘草）治之。

3.三焦及膀胱气化不利：此种类型的浮肿具有这样一些临床特征：水肿兼见一派邪实之症，如口渴、烦躁、喘息、腹满、便燥、尿少、舌红、脉数或沉滑等，相当于古人所说的里证阳水。治之用《伤寒论》五苓散化膀胱之气而利水。如果脉沉有力，小便不利，可用牡蛎泽泻散（牡蛎、泽泻、天花粉、蜀漆、葶苈子、商陆根、海藻）清热逐水，或用疏凿饮子（椒目、赤小豆、槟榔、商陆、木通、羌活、秦艽、大腹皮、茯苓皮、泽泻）外散内利。如果患者形气较弱，或年老体弱，则用茯苓导水汤（泽泻、茯苓、桑白皮、木香、砂仁、陈皮、白术、苏叶、大腹皮、麦冬、槟榔）较好。

4.脾肾虚弱：脾肾虚弱则气化失司，可能导致水肿，其临床特点有：大便溏薄，畏寒气怯，肢冷不温，舌淡不渴，脉沉而软等，用补中益气汤或实脾饮（白术、茯苓、木香、木瓜、附子、槟榔、草果、干姜、炙甘草）。如果脉沉，面色黧黑，小便不利，心悸，头眩，其背恶寒，可用真武汤治之。如果尺脉沉迟或细小，小便不利，或夜尿较多，腰酸脚弱，用金匮肾气丸或济生肾气丸治疗。

临床常见水肿，邪盛正虚，若用补药，水气不去；若用攻逐，正气不支。攻补两难。师父针对这种病情，自制"白玉消胀汤"（方药组成见"肝硬化"），用于临床，效果颇佳。

（八）治疗肢体疼痛的经验

肢体疼痛是以四肢、躯体肌肉或骨节疼痛为主要临床表现的一类病证。由于胸痛、腹痛和头痛三种病证在辨证论治方面有其特殊性，故一般将它们与肢体疼痛分开论述。肢体疼痛在不少论著中被称为"痹证"。不过痹证的外延较大，包括"五体痹""五脏痹"等十分广泛的内容，肢体疼痛这一名称一目了然，笔者认为是最为合适的病证名称。

肢体疼痛较多见于西医学所称的风湿性关节炎、类风湿关节炎、多发性神经炎、椎管狭窄、脊髓空洞症等病，妇科因盆腔炎引起的腰腿疼痛也属于肢体疼痛范围。身体疼痛发生的基本病机有两条：一者病因作用于机体，损害正常组织，因此产生疼痛。如火热烧灼、外伤打击等。一者正常组织缺乏营养，也会引起疼痛。如人体气血虚弱，或某种因素阻碍营养物质流到组织器官等。人们常以"不痛则痛"解释一切疼痛的机理是不全面的；"不荣则痛"也是疼痛发生的重要病机。

师父认为，肢体疼痛表现在皮肉筋骨脉"五体"，属于"外症"，不属脏腑症状。《伤寒论》以肢体疼痛作为表证的一个症状。所以治疗肢体疼痛宜用发散方法。发散的目的既是因势利导，祛邪外出，同时也有引经的目的，即为了将所用药物引导到体表，使药物能够直接作用于病所。

临床观察表明，疼痛时作时止是虚，持续无休止是实。疼痛白天重者多为在气分，夜间重者多为在血分。风则伤上；故疼痛偏重于上者为风气胜。湿则伤下；故疼痛偏重于下者为湿气胜。肢体活动时疼痛减轻多属于实邪阻滞，活动后肢体疼痛发作或者加重多属于正气虚弱。久病入络，故疼痛日久者，多具有络脉瘀阻的病机。

师父说，从病因来看，目前临床所见身体疼痛多属湿热为患，约占总比例的十之七八，远远高于其他病因所致者。这一比例与古代不同；古代寒湿证占比较大。究其原因，可能与古今运气不同以及人们的饮食结构不同有关。

师父常按如下类型辨治身体疼痛：

1. 寒湿疼痛：常见脉症为肢体肌肉疼痛比较突出，或如刀割，或如针刺，遇寒痛剧，得热痛减，痛处固定不移，日轻夜重，关节活动受限，屈伸困难，常有冷感，痛处一般不红不肿。治之可用乌头桂枝汤。如果寒胜阳微，演变成为阳虚寒湿证，症见形寒肢冷，腰膝酸软，夜尿频多，大便溏薄，口不渴，舌苔白，脉沉弱，面色淡白无华，则用附子汤或真武汤治之。

2. 湿热疼痛：师父将此型病证又细分为湿热实证和湿热虚证。湿热实证又依据湿邪与热邪的多少分为湿重型和热重型。湿重型症见腰腿疼痛沉重、发胀，或见浮肿，活动受限，大便黏滞不爽，小便黄浊不利，舌苔黄腻而厚，舌质红，脉弦滑或滑数。女性患者可见带下量多，色黄味大。治之用加味苍柏散。此型病证具有湿阻气滞的病机，故常常表现为下肢沉重、胀满；加味苍柏散中有槟榔可以理气祛湿。

热重型症见关节疼痛、红肿，遇凉痛减，或见午后发热，口渴喜饮，尿赤便结，舌红苔黄，脉数。如果汗出、口渴、脉洪大而数，说明热气偏盛于外而湿邪较少，治之用《金匮要略》白虎加苍术汤。如果湿热偏重于里，则用吴鞠通加减木防己汤。加减木防己汤清热之力胜于利湿，其中木防己、白通草、薏苡仁、杏仁、滑石利尿渗湿，宣降水湿；桂枝通太阳之气而行水，宣痹止痛；生石膏清热。师父用此方时常加海桐皮、石见穿、丝瓜络、豨莶草、晚蚕沙等，目的是增强祛湿通络止痛的力量。

湿热虚证见腰腿疼痛，伴有麻木感，疲乏少气，或见下肢浮肿，小便赤涩，舌苔黄腻、舌质红，脉弦细而滑。女性患者可见白带量多。此症湿热阻滞，气血皆虚，故见麻木、疲乏、少气、脉细等现象，治之宜用当归拈痛汤祛湿清热，补益气血，蠲痹止痛。当归拈痛汤是师父临床很常用的一张药方。

水湿热痹阻所致身体疼痛，特别是腰痛，师父用桂苓甘露饮治疗。热气不明显，以水湿为主者，但用五苓散即可。

上述三种证型，若湿热之邪痹阻气血，病程日久，那有可能是因为湿热壅郁而化生热毒，临床表现可见关节红肿热痛，脉滑数，舌质红绛，此时宜于主治药方中另加清热解毒之品，如忍冬藤、紫花地丁、蒲公英等。热盛者加龙胆草，血热者加牡丹皮、紫草等清热凉血。

3. 风湿疼痛：由于风气偏胜，故疼痛以身体上部为重，如肩臂疼痛、背痛，或伴有头项疼痛，舌苔白，脉濡缓。治之用防风通气汤，亦称"羌活胜湿汤"。如果症见身体疼痛，微肿，汗出恶风，属于风湿伤表而表气不固者，师父常用《金匮要略》防己黄芪汤治疗。

4. 虚证疼痛：若气血虚弱，身体失于荣养，也会发生身体则痛。其证肢体疼痛、酸软，其势较缓，兼见面色不华，虚弱，短气，乏力，舌淡苔白，脉沉迟、细弱。轻者可用《伤寒论》桂枝新加汤治之。其方用桂枝汤调和营卫，生化气血，疏通表气；重用芍药，并加人参益气养营。重者可用八珍汤益气养血。外有风湿，里兼气血不足者用独活寄生汤攻补兼施。肾虚者用六味地黄丸或济生青蛾丸化裁治疗。

5.络阻疼痛：痛如针刺，痛处固定不移，病程日久，其人羸瘦，面色黧黑，甚至肌肤甲错，是为病邪已入于络脉，血络瘀阻不通，此时治之宜活血通络止痛之法，可以仙方活命饮为基本方化裁。

至若对身体疼痛处方的随症加减，按照师父的经验，项痛者常加葛根，肩背痛者常加片姜黄、羌活，腰背痛者选加桑寄生、续断、杜仲，上肢痛者常加桂枝、桑枝，尻骶痛者或加小茴香、黑白丑，下肢痛者加牛膝。诸痛甚者、久者可酌加乳香、没药。